COMMENT ON DÉFEND
Ses Enfants
AU VILLAGE

PAR LE

Dr A. BARATIER

Membre de la Société d'Anthropologie
Membre des Sociétés de Médecine Publique et d'Hygiène
Membre Honoraire de la Société Protectrice de l'Enfance
etc., etc., etc.

Prix : 1 franc

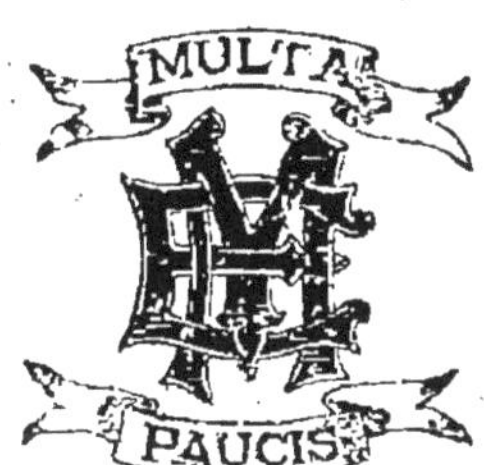

PARIS

L'ÉDITION MÉDICALE MUTUELLE

29, RUE DE SEINE, 29

COMMENT ON DÉFEND

SES ENFANTS

AU VILLAGE

DU MÊME AUTEUR

Les Vaginites (1 volume), épuisé.

Les Frontières de l'Alcoolisme (1 volume) (épuisé).

Les Victimes de l'Alcool (1 volume).

Comment on défend ses mains (1 volume).

Comment on défend ses pieds (1 volume).

Pour paraître prochainement :

Comment on défend sa Vessie.

COMMENT ON DÉFEND
Ses Enfants
AU VILLAGE

PAR LE

Dr A. BARATIER

Membre de la Société d'Anthropologie
Membre des Sociétés de Médecine Publique et d'Hygiène
Membre Honoraire de la Société Protectrice de l'Enfance
etc., etc., etc.

———

Prix : 1 franc

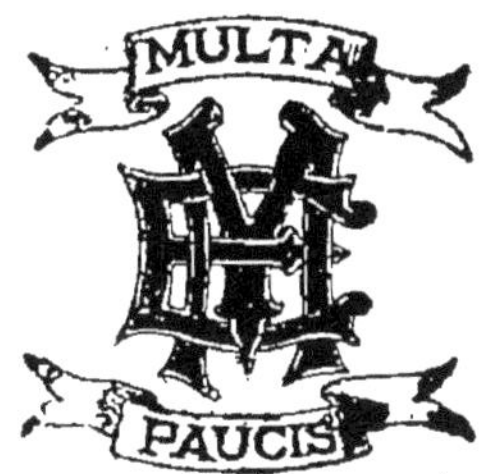

PARIS
L'ÉDITION MÉDICALE MUTUELLE
29, RUE DE SEINE, 29

———

Tous droits réservés

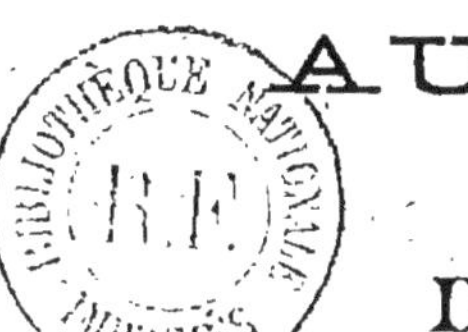

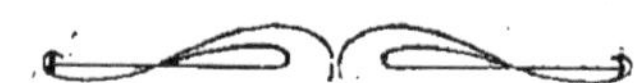

Cet ouvrage a obtenu

LA MÉDAILLE D'OR de la Société

Protectrice de l'Enfance.

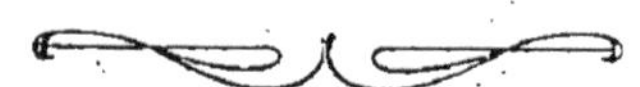

AVANT - PROPOS

L'art d'élever scientifiquement les enfants, l'art
de cultiver cette jeune et tendre graine, la *puériculture*, n'existe pour ainsi dire pas au village. D'un
être chétif, délicat et faible, faire un enfant robuste,
vigoureux et résistant, est une chose qu'il est
difficile de faire comprendre, est une entreprise
qu'il est impossible de faire accepter dans certains
milieux ruraux...

Et pourtant si une entreprise est utile dans
notre pays, c'est bien cet élevage normal et rationnel de l'enfance ! Notre dépopulation constante
l'impose chaque jour avec plus de nécessité et
c'est un impérieux devoir qui commande à chaque
famille, riche ou pauvre, de donner tout ce qu'elle
peut en dévouement, en soins et en abnégations
pour faire de sa progéniture un solide et robuste
citoyen.

Malgré l'apparence heureuse du dernier recen-
sement, la France se dépeuple dans d'effrayantes
proportions ; c'est la diminution progressive de
la natalité qui soulève pour l'avenir de notre pays

des conséquences sociales du plus haut intérêt et qui, si on n'y prend garde, peut devenir une cause de déchéance, physique et morale, qu'il sera peut-être difficile de contrebalancer. La diminution de la natalité n'est pas seule en cause. D'après les statistiques, trop tristement éloquentes en maintes occasions, la mortalité globale et annuelle pour les enfants de un jour à douze mois est de 155.618. Pour les enfants de un à dix ans, cette mortalité atteint le chiffre de 545.000. Soit de un jour à dix ans un total de plus de 700.000 enfants qui disparaissent annuellement. C'est par privation de soins maternels, c'est par ignorance dans l'art d'élever les enfants, c'est par manque d'hygiène infantile que l'on arrive à ce terrifiant résultat.

Comme l'a démontré il y a quelques années à l'Académie de médecine, le savant et regretté docteur Lagneau, rien que sur la mortalité des enfants de un à dix ans (545.000) *avec des soins hygiéniques seuls* on pourrait en sauver au moins 200.000 chaque année ; comme conséquence de cette survie, ceux-ci auraient alors une existence moyenne de trente ans, ce qui, en ajoutant leur descendance probable, donnerait une augmentation de plus de douze millions d'individus chaque trente ans !

Or ces manques de soins journaliers, cette absence d'hygiène élémentaire due à l'enfance, s'ils sont fréquents dans les villes par suite de l'isolement où est forcé de vivre le nouvel être, par suite de misère, par suite d'encombrement dans un logis malsain, par suite de l'abandon journalier pendant le travail au dehors de la mère, domestique, ouvrière ou employée ; ils sont encore plus fréquents au village par suite de l'ignorance, par suite de préjugés ridicules, par suite du manque de savoir comprendre et de savoir faire. L'air pur des champs et des montagnes (?) n'est pas le seul élément nécessaire à l'évolution de l'enfance ; elle réclame d'autres soins, d'autres obligations et ce sont ces soins, ces obligations, ces devoirs qui sont ignorés et qui font complètement défaut dans la presque totalité de nos villages. Elever sainement un nouveau-né, veiller à la transformation naturelle et incessante du jeune être, savoir éviter les écueils, les prévenir par des moyens clairvoyants n'est pas toujours chose facile dans les milieux ruraux et il n'est pas donné à tous et à toutes de s'improviser en un jour bons nourriciers, par ce seul fait d'avoir un enfant à élever. Malgré les progrès de la civilisation, aujourd'hui comme autrefois, c'est toujours le commérage qui préside à l'éducation du nouveau né, c'est l'empirisme qui l'élève, ce sont les remèdes de bonnes femmes qui lui tiennent lieu d'hygiène. C'est aux idées préconçues, aux habitudes surannées, aux pratiques burlesques que la jeune mère a recours ; c'est dans son entourage qu'elle s'inspire, c'est dans des usages d'un autre temps qu'elle fait son apprentissage de nourrice, c'est dans la crédulité la plus absolue en des conseils contraires au bon sens ou même au simple sens commun qu'elle berce ses illusions maternelles, et c'est son enfant qui est la première victime de ces erreurs inconscientes, de ces préjugés parfois monstrueux, de cette coupable ignorance. Ce que l'on n'oserait pas faire pour des bestiaux, on le fait pour un être humain et, avec une inconsciente désinvolture on livre à la maladie, à la déchéance organique ou à la mort un être qui, avec de véritables soins, serait devenu un solide et robuste paysan, lui-même père, un jour, d'une vigoureuse lignée !

COMMENT ON DÉFEND
SES ENFANTS
AU VILLAGE

I

« Tel œuf, tel oiseau » et ce proverbe est aussi d'une vérité absolue quand il s'agit du germe humain que la jeune mère porte dans son sein ; or dans la plupart des cas, la jeune femme du village qui se trouve en état de grossesse, ne se doute pas des précautions que nécessite sa situation et n'a pas l'air de comprendre le rôle sublime qu'elle doit jouer ; elle ne s'inquiète nullement de sa position nouvelle et ne change rien à sa manière de vivre. Pendant neuf mois, l'enfant vit en parasite dans le corps de sa mère ; il vit, évolue et s'accroît, grâce au sang maternel ; il se nourrit de ce fluide, il s'en assimile tous les éléments et, dans ces conditions, on doit comprendre que chaque tort fait à la mère, fait pâtir l'enfant, l'amoindrit et se répercute immédiatement sur cette graine en germination. Il en sera de même lorsque le nouveau né se nourrira du lait de sa mère, et toute femme qui veut conserver sa santé et celle dé son enfant devra donc pendant sa grossesse et pendant la lactation se soumettre à un régime de vie spécial, à un régime physique et moral particulier..

Alors que c'est dès le début d'une grossesse certaine qu'il faut prendre déjà les premiers soins nécessaires et même indispensables à l'enfant qui doit venir ultérieurement au monde, au village, c'est naturellement le contraire qui a lieu et ces lignes de conduite ne sont nullement suivies. Il arrive souvent, aussi bien chez les filles-mères que chez les femmes mariées, que l'on cache une grossesse à ses débuts, soit pour éviter ce que l'on considère à tort comme une honte, soit pour échappper auxrailleries ou aux quolibets déplaisants, soit pour ne pas être en but à des récriminations de la part des parents et des grands parents qui voient avec peine et chagrin cette grossesse inopportune et trop précipitée. Pour éviter ces désagréments incessants, la jeune mère cache aux yeux de tous, et cela le plus longtemps qu'elle le peut, son état de femme grosse. Enceinte de trois, de quatre ou de six mois (quand une manœuvre criminelle n'a pas supprimé ce qu'elle considère comme un déplorable accident) elle continue de vaquer à ses occupations journalières ; les lourds fardeaux, les pénibles travaux de l'étable ou des champs, les efforts violents, les surmenages du corps, les rapports sexuels exagérés, les fatigues continuelles, se succèdent sans interruption dans la besogne de chaque jour ; ce sont les lourds seaux d'eau que l'on transporte dans la ferme, ce sont les fourchées de paille, de foin ou de luzerne, que l'on charge sur les voitures ou que l'on amasse dans les greniers, ce sont les semailles à la volée, ce sont des longues marches dans les sillons inégaux, c'est la hotte remplie de légumes que l'on porte au marché voisin, ce sont les fossés ou les ruisseaux que l'on saute sans précaution, ce sont les longs trajets que l'on accomplit dans des voitures sans ressorts sur des routes cailloutées, ce sont des imprudences continuelles que l'on fait sans qu'aucune appréhension ne vienne arrêter ces coupables et déplorables pratiques. Or, ce qu'il faut à la femme enceinte, aussi bien au début qu'à la fin de sa grossesse, ce n'est ni le repos absolu (à moins de craindre une fausse couche), ni l'excès de travail ; c'est la vie au grand air, le matin et dans la journée, ce sont des promenades de courte durée, des travaux n'exigeant ni effort, ni fatigue, des ouvrages aisés qui ne nécessitent aucune dépense de force qui doivent être les occupations de la jeune mère ; une vie sédentaire, un repos constant, au lit ou au coin de l'âtre, lui seraient aussi pernicieux que ses excès de labeurs ; c'est un juste milieu qu'elle doit rechercher, éviter les excès de travail et l'excès de repos. Sa nourriture devra être normale en ce sens qu'il est inutile, surtout si elle s'en trouve bien, de changer de régime alimentaire ; aux champs, les aliments, s'ils sont grossiers et préparés d'une façon peu élégante, ont du moins cela de bon : ils sont fortifiants, ils sont sains ; la variété dans l'alimentation sera le moyen le plus sûr d'éloigner le manque d'appétit et le lait, les œufs, la viande rôtie ou bouillie, les légumes frais, les soupes mitonnées et quelques fruits mûrs et légers seront la meilleure nourriture pendant toute la grossesse, en ayant soin toutefois, de bannir de ce régime les épices, les condiments acides, les crudités et principalement le *vin pur, l'alcool*, les liqueurs spiritueuses et le café. Ce sont surtout ces derniers ingesta, dont l'usage journalier de plus en plus fréquent et accentué dans nos villages qui causent bien des mécomptes ! Pour soutenir les forces d'une femme enceinte, pour donner à son enfant plus de vigueur, on l'abreuve sans cesse de bon *vin pur, d'eau-de-vie*, de café très fort, et de liquides spiritueux à base élevée d'alcool ; or ces pratiques sont absurdes ; ce sont ces préjugés grossiers qui le plus souvent ne font que rendre plus dangereux les moments difficiles de la gestation, qui causent de nombreuses fausses couches et qui retentissent d'une façon grave sur le développement du fœtus en amoindrissant sa vitalité. Malgré les dégoûts et l'aversion de la nourriture qui existent parfois d'une manière très prononcée chez certaines femmes, on devra exciter l'appétit perdu, non pas en faisant prendre des spiritueux dits apéritifs, tels que l'absinthe, le vermouth, le bitter, que l'on rencontre dans tous les villages, en faisant absorber des boissons vinaigrées, épicées ou salées, et autres stimulants analogues, mais en buvant quelques moments avant les repas, une tasse de macération aqueuse et froide de gentiane, de chicorée sauvage, de douce-amère ou autres breuvages légèrement excitants et amers. La boulimie, au contraire, et les malaises qui accompagnent une ingestion trop considérable d'aliments, seront combattus par quelques infusions aromatiques : thé, tilleul, menthe, mélisse, prises deux heures après les repas, aussi chaudes que possible ; la boulimie elle-même sera prévenue par l'absorption fréquente de lait, de bouillon, de soupes légères, d'œufs ou de fruits très murs, et on aura grand soin, sous le prétexte de contenter les *envies* si fantaisistes de la grossesse, de s'abstenir de toutes les choses bizarres, absurdes et grotesques que l'on avale pendant les débuts ou la fin de la gestation !

Au village, les corsets sont rares en temps ordinaires : les seins, la poitrine, la taille et l'abdomen sont libres de toute entrave, et chez les femmes enceintes, cette liberté a un heureux retentissement sur l'évolution même de l'enfant. Les vêtements, en effet, ne doivent gêner ni par leur poids ni par la contriction et, dans ce cas, les habitudes des campagnes devraient être prises par les dames des villes qui par coquetterie et par mode ridicule, se sanglent de toute part, au risque de provoquer des fausses couches intempestive ou des affections utérines et abdominales toujours difficiles à guérir. Un vêtement simple, ample, chaud en hiver, léger en été, doit être la tenue de la femme grosse ; seule, une serviette largement étalée peut être tolérée pendant les derniers mois de la gestation pour soutenir des seins trop lourds ou maintenir un abdomen trop proéminent.

Lorsqu'un certain engourdissement dans les membres inférieurs, des fourmillements, de l'enflure, des varices, de la constipation opiniâtre, des hémorroïdes, viendront apporter quelques troubles dans la santé générale,

la jeune mère fera bien de palier à ces légers inconvénients en faisant usage de frictions, de lavements
tièdes, de boissons émolientes qui soulageront son état
en attendant que ces troubles disparaissent d'eux-
mêmes après l'accouchement.

Ni repos, ni fatigue exagérée ; alimentation normale ;
propreté générale ; tranquillité d'esprit ; calme le plus
absolu dans les rapports sexuels pendant toute la durée
de la grossesse, sont les plus sûrs moyens de prévenir
toute fausse couche possible et d'arriver au terme final
de la conception avec le plus de chance d'accouchement normal heureux.

Combien de femmes de village arrivent au contraire
de ces résultats par suite de leur imprévoyance et de
leurs routines absurdes !

Au chevet de la jeune parturiante, c'est l'air libre, le
silence, la tranquillité et la propreté qui doivent régner
d'une façon absolue : au village, c'est le contraire qui a
lieu. Dans une chambre, unique le plus souvent, là où
l'on fait tout ce qui est nécessaire à la vie commune,
toutes les commères du voisinage se donnent rendez-
vous, s'y installent commodément et, en attendant
l'heure plus ou moins lointaine de la délivrance, se
livrent à des conversations ininterrompues ; on boit, on
mange, on va, on vient, on fatigue la malade, on prépare l'alimentation du bétail et des gens, on laisse la
fumée envahir la chambre ou on exposera la parturiante à des courants d'air glacé ; les linges sales, les
ustensiles de ménage, certains outils agricoles, les restes
de nourriture, les langes destinés au nouveau né

traînent çà et là sans ordre ni propreté et répandent dans cette chambre des odeurs et des émanations qui gênent la respiration de la jeune mère.

Dans mains endroits, la présence d'un médecin ou d'une accoucheuse est considérée comme inutile auprès d'une femme en travail : on se contente d'une matrone, vieille voisine d'un hameau proche que la routine a rendu célèbre. C'est à elle que l'on a recours quatre-vingt-dix fois sur cent. Cette accoucheuse a des idées à elle et ne tient nullement à les échanger contre des pratiques plus saines et plus en rapport avec les progrès modernes. Elle s'alcoolise d'abord, fait boire du vin ou de l'eau-de-vie à la malade pour lui donner des forces, pour la soutenir dans son travail, pour la faire *pousser plus fort* et, à chaque instant, se croit dans l'obligation de pratiquer un toucher vaginal et intempestif pour voir *si ça avance*. Avec ses mains sales, aux doigts éraillés, aux ongles déchiquetés et tranchants, souillés par les ordures et les détritus de la chaumière, par les fumiers de l'étable ou de la basse-cour, chargés de poussières impures, nocives, parfois même contagieuses répandues aussi bien dans sa demeure que dans celle de la jeune mère, la matrone cherche, sans relâche, à sentir l'enfant encore au détroit supérieur ; elle touche pour voir s'il est bien placé, s'il se présente bien, s'il est bien formé, et dans ces recherches sans cesse répétées, non seulement elle risque de blesser la mère, mais encore en déchirant les membranes prématurément, d'une façon inconsciente ou routinière, elle peut être la cause fatale d'accidents graves pour la mère et pour l'enfant, sans compter l'infection septicémique qu'elle peut importer ou colporter ensuite dans d'autres mileux en infectant plusieurs autres parturiantes.

Le calme, la tranquillité, la propreté n'existent donc pas d'une façon générale dans la chambre de la femme en travail ; elle-même n'est pas le plus souvent, pour ne pas dire toujours, dans l'état de propreté que nécessite sa situation. Au lieu d'accoucher sur *un lit-de misère*, au lieu d'une simple chemise et d'une camisole pour la protéger contre l'air extérieur et la laisser libre de tous ses mouvements, c'est dans le lit ordinaire que la jeune femme fait ses couches ; les oreillers, l'épais lit de plume, le lourd édredon, les couvertures multiples, même en plein été, les draps sales, les serviettes et les mouchoirs encombrent ce lit, entouré lui aussi de rideaux poussiéreux et placé dans le coin le plus obscur de la chambre, dans une alcove fermée ou dans une soupente sans air ; caracos, fichus, jupons, chemises de coton, bas de laine et bonnet emprisonnent son corps, et c'est dans ces vêtements que les souillures de toute sorte vont stagner non seulement avant et pendant l'accouchement, mais encore longtemps même après la délivrance. Aucun lavage, aucun nettoyage, aucun soins ne viennent approprier les organes génitaux, les mucosités vaginales, les matières fécales, l'urine en plus ou moins grande quantité salissent ces vêtements, souillent les voies génitales, et la parturiante reste dans ce milieu insalubre pendant des heures et des heures !

Après de longues souffrances, après des vomissements répétés et entretenus par une alimention inopportune et encore augmentés par l'ingestion continue de liquides alcooliques, après une réelle fatigue rendue encore plus pénible par le bruit et les conversations des commères, l'enfant est expulsé du conduit vulvo-vaginal. Après les attouchements multiples dont il a été l'objet, le nouveau né porte la plupart du temps des marques apparentes, des érosions, des écorchures et autres traces de violence sur les parties de son corps présentées à l'orifice vulvaire. Sur la tête, sur les épaules, sur les pieds ou aux fesses, il porte les vestiges et les empreintes des ongles de la matrone ; le cuir chevelu est parfois érodé, et j'ai vu même la tête d'un nouveau né présentant une incision de près de deux centimètres de longueur faite pour évacuer le contenu d'une bosse sanguine ! Heureuse encore la mère quand elle ne porte pas les traces de déchirement à la vulve ou au périnée, et quand la délivrance placentaire s'effectue sans accidents.

Une fois l'enfant arraché, plutôt qu'issu naturellement du conduit vulvo-vaginal, immédiatement on fait, tant bien que mal, la ligature du cordon ombilical avec un lien quelconque. Ce cordon est généralement coupé trop long ou trop court, et on se contente d'une seule ligature sur le cordon fœtal Or, par prudence, on doit toujours ligaturer également le cordon placentaire, ne serait-ce que pour éviter le jet de sang plus ou moins abondant qui viendra encor souiller et la mère et l'enfant au moment de la section. Cette ligature est faite à

2

la hâte et sans précaution, alors que l'on ne saurait trop recommander une ligature solide, surtout sur l'enfant, car il arrive malhéureusement trop souvent que, par suite de l'émotion, du tremblement des doigts, du glissement du lien sur le cordon gluant et visqueux, cette ligature n'est pas assez serrée, et que l'hémorragie ombilicale ait lieu une fois l'enfant mis au maillot, provoquant ainsi des accidents très graves, mortels parfois.

Sans s'occuper de l'état de l'enfant, on fait avant tout la ligature et c'est ici que se place une phase de l'accouchement qui, au village, se termine d'une façon certaine par la mort de l'enfant. Quand une sage-femme ou un médecin ne sont pas présents, c'est la *mort àpparente* qui souvent n'est que trop réelle: Soit que le cordon enroulé autour du cou n'ait pas été enlevé assez rapidement, soit que cette circulaire présente une constriction considérable, soit que le réflexe respiratoire n'ait pu avoir lieu normalement, soit que la bouche de l'enfant soit obstruée par des mucosités ou par les liquides qui la contaminent à son expulsion vaginale, soit qu'une partie de la membrane placéntaire la coiffe et oblitère ses voies respiratoires, le nouveau né ne respire pas, l'inspiration ne s'effectue pas ; il se cyanose, s'asphyxie et meurt,

Le plus souvent, dans ce cas, on laisse mourir l'enfant, car les soins qu'on lui donne sont *nuls*. L'insufflation *ore ab ore*, les mouvements communiqués au thorax et à l'abdomen, les flagellations, les titillations de la luette avec une plume ou les doigts, les frictions corporelles, etc . échouent toujours, parce que ces moyens, mis en pratique par des gens inexpérimentés, sont mal faits, sont inopportuns ou arrivent trop tard. Cette matrone. si osée tout à l'heure, ces commères si turbulentes et si conseillères il y a un instant, restent alors immobiles et, loin de porter un secours efficace à l'enfant qui se meurt, ne font, par leurs cris et leurs mouvements encombrants, qu'activer une mort déjà trop prompte à s'effectuer. Or, dans ces conditions, il n'y a qu'un moyen rationnel de rappeler à la vie l'enfant en état de *mort apparente :* ce sont les *tractions rhythmiques* de la langue, de mon vénéré maître J.-V. Laborde ; ce procédé. qui a déjà sauvé des milliers d'existence, devrait être au moins mis à la connaissance de toutes les matrones qui pratiquent l'art des accouchements avec l'autorisation tacite des municipalités, car cela éviterait bien des morts anticipées !

Une fois le cordon lié et coupé, au lieu de laver le nouveau né, au lieu de le plonger dans un bain tiède pour le rendre propre, d'abord, et activer ensuite sa respiration et surtout sa circulation sanguine, on le laisse encrassé dans sa saleté. C'est une lourde faute qui est journalière dans tous les milieux ruraux. Les matières sébacées, le sang issu de l'accouchement, les matières fécales maternelles, les eaux amniotiques, les mucosités vaginales parfois abondantes qui recouvrent le corps de l'enfant et dans lequel il reste plongé pendant tout le temps que durent la ligature et la section du cordon ombilical, forment sur sa peau un enduit visqueux qui adhère fortement à son épiderme recouvert déjà d'une couche de sébum épaisse, surtout au dos, à la nuque, aux épaules, aux régions inguinales, crurales et fessières. C'est un modeste essuyage, un léger coup de torchon plus ou moins grossier, sale lui-même, que passe la commère sur cette peau gluante et le nouveau né est mis au maillot, tel quel, sans autres formalités. Une immersion dans l'eau tiède qui aurait de la peine à faire disparaître, en une seule fois, cette maculation intense, même en employant des frictions légères avec des corps gras, de la glycérine, des jaunes d'œuf, du savon ou de l'alcool dilué, est radicalement proscrite. C'est un tort et c'est contre cette négligence coupable qu'il faut s'élever C'est ici le préjugé qui domine la raison ; au village, on ne veut pas baigner l'enfant ou simplement laver le corps du nouveau né sous le prétexte ridicule que l'eau, même tiède, pourrait refroidir cet être délicat et faible tenu au chaud pendant neuf mois dans le ventre de sa mère ! A cette erreur absurde, il faut répondre et dire partout que le bain, pour l'enfant qui vient de naître, alors même que son corps est propre, frais et rose, est de toute nécessité ; ce bain initial est plus utile et plus urgent que l'eau sucrée que l'on va lui donner à boire ; il est nécessaire, indispensable même, au nouveau né, pendant les premières minutes de son existence, non seulement au point de vue de la stricte propreté, mais encore et surtout au point de vue de l'hygiène et de la santé ultérieure ; c'est un auxiliaire précieux à la circulation périphérique, un coup de fouet donné à propos à la respiration, une provocation à l'excitabilité, une action

réflexe intense et générale sur l'organisme tout entier,
et dans les cas si nombreux de mort apparente, avant
la découverte des tractions de la langue du professeur
Laborde, ce bain initial a sauvé des milliers d'exis-
tences dans les milieux intelligents et éclairés.

Dans quelques contrées, on avait autrefois la bonne
habitude de plonger le nouveau né dans une cuve de
vin tiède ; aujourd'hui, on laisse l'enfant plongé dans
ses souillures et c'est son entourage qui boit le vin à sa
santé !

C'est donc un bain qui est nécessaire à l'enfant et,
pour le lui faire prendre, on doit suivre les préceptes
suivants. On frictionne d'abord le corps du nouveau né
avec la main nue ou enveloppée d'une toile fine imbibée de glycérine ou de savon mousseux et d'eau
tiède ; cela fait rapidement, on plonge alors dans une
cuvette assez grande ou dans un petit baquet rempli
d'eau tiède pure ou acidulée avec un peu de vinaigre
ou d'alcool, le corps de l'enfant ; d'une main on sou-
tient hors de l'eau son cou et sa tête et de l'autre on
frictionne le nouveau né sur toutes les parties, principalement aux endroits chargés de matières sébacées,
pendant deux grandes minutes. Après cette friction et
cette immersion, on l'essuie avec un linge fin et sec.
Avant la mise au maillot, on doit également laver et
nettoyer d'une façon complète et méticuleuse les yeux
du bébé avec de l'eau tiède propre ou contenant de
l'acide borique pour enlever avec toutes les précautions
possibles les souillures irritantes qui peuvent s'y
trouver. On agira de même pour les oreilles,

C'est encore à ce moment, avant la mise en maillot, que l'on doit s'assurer si la ligature ombilicale est bien en place ; au besoin on peut appliquer un second lacet à côté du premier ; on doit alors panser le cordon et sa plaie avec un petit linge huilé ou enduit de vaseline, percé à son centre d'un orifice par lequel on fait passer le bout libre du cordon ; les bords de cette pièce de toile fine seront rabattus sur le cordon et le tout sera assujetti par une large bande de toile ou de flanelle enroulée deux ou trois fois autour des reins et de l'abdomen sans toutefois que le corps soit trop serré ou comprimé. A chaque bain journalier, on changera ce pansement et on en continuera l'application jusqu'au moment où le cordon mortifié et sec se détachera de lui-même. Mais sur cette cicatrice ombilicale on aura soin, pendant longtemps encore, de placer une piécette de flanelle épaisse et de conserver la ceinture de toile qui comprimera légèrement l'abdomen et évitera ainsi la production d'une hernie ombilicale possible facile à s'effectuer pendant les cris de l'enfant.

Ceci fait, on procède à l'habillement du nouveau né.

Mais, au village, avant de procéder à cette mise au maillot, a lieu une opération qui paraît normale chez les sauvages, mais qui, chez nous, à l'orée du XX⁰ siècle, est tout simplement monstreuse. Je veux parler de la coutume si répandue dans toutes les chaumières, de *faire la tête de l'enfant.*

Presque toujours, dans la présentation du sommet, surtout lorsque la période d'expulsion fœtale a été de longue durée, la pression continue exercée par les plans osseux et musculeux du petit bassin sur les parois du crâne de l'enfant a pour effet de donner à sa tête une forme allongée, une forme de poire, un aspect de sommet de pain de sucre. C'est cette déformation purement passagère et qui, d'elle-même, disparaît en peu de temps, que les commères ont la prétention de vouloir réduire, séance tenante, à leur manière. La tête de l'enfant qui vient au monde n'est pas une cire molle que l'on peut impunément pétrir à sa guise, et c'est pourtant à un véritable pétrissage que se livre la femme qui donne ses *soins* à ce nouveau-né ! Partout la règle est la même, partout elle est aussi grotesque et la pratique est partout identique. L'enfant fortement serré entre ses genoux, la commère prend cette tête délicate et de ses mains rudes, aux doigts crochus et rigides, elle façonne, elle arrondit, elle pétrit les contours du crâne : elle appuie de toute sa force sur ces os fragiles, et elle comprime cette boîte osseuse jusqu'au moment où elle lui apparaît avec une forme convenable, avec un idéal qui lui est propre. Souvent ce n'est pas tout ; avec des linges étroits, avec des lacets ou des bandelettes, elle enserre, elle immobilise, elle étreint ce crâne ainsi façonné ; brutalement elle entoure de liens inextensibles cette tête malléable et la laisse ainsi emprisonnée sous ce bandeau rigide pendant au moins une quinzaine de jours ! Cette pratique absurde et barbare au plus haut point est répandue dans tous les villages, aussi bien au nord qu'au midi. En Champagne, comme dans le Limousin, en Bretagne comme en Savoie, les commères ne sauraient s'en abstenir, et trop souvent même les vieilles sages-

femmes y prennent part et y apportent leur contingent
de travail et d'expérience. Des chevauchements, des
enfoncements, des dépressions circulaires, surtout pro-
noncées au sommet du frontal et sur ses côtés, sont les
tristes effets de ces manœuvres coupables. Dans certaines contrées, on va même plus loin, et pendant un
certain laps de temps, un mois, deux mois et plus, on
enroule un bandeau de toile épaisse, fortement serré et
agglutiné avec de la cire ou de la poix autour de la
tête de l'enfant ; le front, par suite de ce cercle im-
muable, interrompu dans sa hauteur, est brusquement
coudé ; le crâne, aplati au sommet, forme en arrière
une saillie anguleuse ; les oreilles sont déprimées, empreintes sur les os, collées contre eux ; cette déformation comprime la matière cérébrale, et peut provoquer
à la longue des accidents graves, du trouble dans la
circulation du cerveau, de l'atrophie cérébrale, des
épaississements et des adhérences de la dure-mère, des
perversions importantes des fonctions de l'encéphale,
produire même l'épilepsie et l'idiotie, comme l'a démontré Foville. D'ailleurs, dans les contrées où de tels
forfaits se perpétuent depuis de longues années, il est
très fréquent de rencontrer un nombre considérable de
malheureux idiots, d'imbéciles, d'épileptiques, ou d'ar-
rêtés cérébraux qui ont presque tous une dépression
circulaire, un sillon frontal dû et provoqué par le
bandeau dont on s'est servi pour refaire leur tête en
naissant.

Tels sont les résultats odieux auxquels arrivent les
bonnes femmes de village qui transmettent leurs pra-

tiques absurdes aux jeunes générations qui, elles-mêmes les recueillent et les répandent par suite d'une coupable ignorance.

Aprés avoir malaxé la tête de l'enfant, après avoir respecté l'enduit visqueux et parfois nauséabond qui recouvre son corps, on procède à son habillement.

Les coutumes de l'ancienne Egypte ont franchi les temps et les espaces, et de nos jours on momifie le nouveau-né en l'enserrant dans des bandelettes et des langes étroits, comme autrefois on momifiait les grands personnages de l'époque de Sésostris ou les vaillants guerriers péruviens. L'enfant qui a besoin d'être libre, n'est pas plus tôt mis en liberté par le fait de l'accouchement qu'on lui rend aussitôt ses mouvements encore moins faciles, qu'on l'entrave, qu'on lui ôte cette indépendance à laquelle il est en droit de s'attendre. Dans une chemisette de grosse toile, neuve le plus souvent, non encore blanchie ni décatie, on l'enveloppe. Sur cette chemise, on place, de gré ou de force, une ou deux brassières de toile ou d'étoffe grossière, aux encolures plus ou moins rétrécies; comme à travers les manches de ces brassières les bras ne passent qu'avec une certaine difficulté, on tire sur ces membres grêles, au risque de blesser le nouvel être, en lui faisant exécuter des mouvements de flexion ou de rotation forcée au poignet, au coude ou à l'épaule; les encolures trop étroites et mal mises en place, compriment trop fortement les tissus péri-axillaires et ne tardent pas à provoquer de la cyanose et de l'œdème des membres, par suite de l'entrave apportée au libre cours de la circulation. Par dessus, une couche de toile plus ou moins grossière et rugueuse, on place un lange en molleton, en drap ou en laine, taillé dans un vieux jupon devenu inutile ; cette couche et ce lange sont serrés le plus fortement possible afin d'éviter tout mouvement ; les jambes et les cuisses allongées, accolées l'une contre l'autre, ne peuvent se déplacer ; le ventre comprimé ne peut suivre le changement de volume occasionné par la respiration qui elle-même est rendue difficile ; et le nouveau-né haletant, immobilisé et angoissé est exposé à être asphyxié dans son maillot. Par surcroît de précautions, comme l'enfant pourrait bouger et prendre de mauvaises positions, par dessus cette cage inextensible, on enroule à plusieurs tours une large bande. Ce n'est plus un maillot, c'est un instrument de torture ! Heureux encore sera l'enfant quand on n'emprisonnera pas ses bras dans des bandelettes supplémentaires et qu'un fichu croisé sur sa poitrine et attaché en arrière ne viendra pas l'étouffer absolument. Ficelé dans ce sac, le nouveau-né qui urine, qui rend son méconium, qui est souillé par des enduits gras qui maculent tout son corps, reste un jour, parfois deux jours, sans être changé, pour éviter l'air et les refroidissements. Si on remplace la couche salie par une autre propre, les langes, les brassières restent toujours les mêmes, au moins pendant plusieurs jours ; on se contente de resserrer les bandes, et sous l'influence de cette irritation constante, l'épiderme ne tarde pas à s'entamer ; ce sont des érosions, des rougeurs, des excoriations, des ulcérations qui se produisent rapidement, et qui vont être le commencement de la série d'indispositions et de malaises qui se répéteront chaque jour.

La tête ne reste pas étrangère à cette toilette ; je viens de parler des manières brutales dont elle est l'objet et des bandeaux multiples qui l'étreignent ; ce n'est pas tout. Par dessus ces bandes et ces calottes, on place un ou deux bonnets, dont les cordons sont attachés sous le cou ; ces liens fortement serrés et noués solidement non seulement augmentent la compression exercée sur la tête, mais encore risquent d'étrangler l'enfant.

On n'a laissé de libre chez l'enfant que le cordon ombilical. Il est vrai que sous la pression du maillot, il est sûrement appliqué sur le ventre, mais aucun pansement ne le protège ; si parfois il est trop court, le plus souvent il est trop long et quand on change l'enfant, il aura beaucoup de chances pour être tiraillé ou même arraché, provoquant ainsi une plaie et une hémorragie graves, ou une hernie ombilicale dont on ne s'occupera jamais.

Par ce qui précède, on voit avec quelle aberration d'esprit sont compris dans maints villages, les premiers soins à donner aux nouveau nés ; on fait justement l'opposé de ce qui doit être fait. Trop souvent rien ne peut changer ces préjugés, cet empirisme, ces manies routinières des commères de la campagne. Si l'enfant à peine mis au monde a besoin d'être protégé contre le froid, son plus grand ennemi, ce n'est pas une raison suffisante pour l'étouffer dans son maillot ; au nouveau-né qui doit être libre dans ses mouvements des bras, des jambes, de la cage thoracique, on oppose une camisole de force ; loin de les faire disparaître, on entretient les souillures de toutes sortes ; on comprime les poumons, on immobilise la poitrine, on empêche la respiration de s'effectuer librement et régulièrement, on torture l'être débile dans un corset de fer, on le laisse croupir dans son urine, si abondante chez lui, dans son méconium, dans ses matières fécales et là où les soins d'une propreté absolue et permanente s'imposent, on substitue et on entretient la crasse et la saleté ; on déforme le corps comme on a déformé le crâne, en risquant de compromettre à jamais la santé et la raison !

C'est dans les derniers mois de sa grossesse, que la jeune mère doit déjà s'occuper des différentes pièces qui doivent composer le maillot de son enfant. C'est dans la toile déjà usagée, ayant subi de nombreux lavages qu'elle devra tailler au moins une demi-douzaine de couches, autant de chemisettes et des quantités de petites serviettes ; deux brassières en flanelle, deux autres en piqué ou en molleton ; quatre langes, dont deux en laine et deux en piqué ; trois petits fichus, trois petits bonnets et quatre ou cinq béguins à trois pièces compléteront la garde-robe du nouveau-né. Ces vêtements devront être amples, surtout aux encolures, afin d'éviter toute compression ou tout étranglement fâcheux.

Le nouveau-né lavé et essuyé, son cordon pansé, on procède à sa mise au maillot.

Pour éviter toute perte de temps, la nourrice ou la garde étant assise auprès du feu en hiver, dans un endroit aéré en été, mais dans l'un comme dans l'autre cas à l'abri des courants d'air et du froid, on emmanche d'un seul coup les manches de la chemisette dans celles de la brassière, et ces deux pièces du maillot sont mises en place en même temps ; pour prévenir tout froissement des mains et des bras pendant cette intromission, on plisse étroitement les manches, afin de diminuer leur longueur et par cet orifice ainsi rendu plus maniable on fait passer la main, le poignet et le bras en défronçant peu à peu les plis et en attirant le haut de la manche vers l'épaule. Une fois le premier bras passé on fait de même pour le deuxième ; par dessus cette chemise et cette première brassière, on fait glisser la seconde brassière, plus ample et plus large ; ces trois pièces sont alors croisées en arrière et les bords sont maintenus en place, soit par des lacets, soit par des boutons, soit par des épingles de nourrice. Sur les deux langes, largement déployés, on étend la couche et au milieu on y place l'enfant de manière à ce que son dos corresponde à la partie médiane de cette triple vêture, au niveau des aisselles et on ramène les deux moitiés de chacune de ces enveloppes autour du corps et des jambes de l'enfant ; la couche entoure séparément chaque jambe, l'isole et son extrémité inférieure embrasse les deux pieds ; les langes sont ramenés également en avant, mais sans isoler les membres, sont croisés l'un sur l'autre, et leur extrémité inférieure ramenée en avant, entourent à nouveau les membres du nouveau-né et se fixent en arrière au moyen de lacets ou d'épingles de sûreté.

Ceci fait, on applique sur la tête de l'enfant le béguin et le petit bonnet que l'on maintient en place avec ses brides, attachés lâchement sous le menton. Il est bon de ne conserver les béguin et bonnet que pendant les premiers huit jours ; après ce temps, laisser à l'enfant la tête nue dans son berceau ou dans la chambre est une pratique absolument conforme aux lois de l'hygiène.

Cette façon de procéder à la mise au maillot n'a rien de particulier ; c'est à peu près cette mode qui est suivie partout en France, mais ce qui se fait également partout aussi, c'est de *serrer ce maillot* d'une façon aussi grotesque que malsaine. Sous le prétexte d'éviter le refroidissement possible, on *colle* les chemises, brassières, langes, couches, fichu et bavette sur le corps de l'enfant ; on le serre d'une manière absurde dans ces vêtures, on le ficelle ni plus ni moins qu'un vulgaire saucisson de Lyon ou d'Arles, et dans cette cage inextensible, l'enfant ne peut ni remuer ni respirer ! Le maillot doit être un instrument de protection et non un objet de torture, et c'est contre cette néfaste coutume que l'on doit s'élever.

C'est à la propreté également que l'on doit avoir recours, et dès qu'une couche est salie, dès qu'elle est humide, on doit la changer immédiatement. Les pièces du maillot doivent être soigneusement lavées à grande eau, à la rivière si faire se peut, et non être mises à la lessive ; elles ne devront être données à l'enfant qu'après avoir été bien séchées au feu ou au soleil, et exemptes de toute trace d'humidité. Faire servir des couches ou

des chemisettes séchées seulement et non lavées, est
une coutume malpropre et malsaine.

Quand l'enfant sera âgé de quelques semaines (si on
ne veut pas en faire usage dès la naissance), il sera
très avantageux à tous les points de vue, de se servir
de la couche triangulaire anglaise dont les deux angles
supérieurs enserrent l'abdomen et dont le troisième
angle, inférieur, est ramené d'arrière en avant entre
les cuisses et vient s'attacher sur la partie antérieure
de cette véritable *culotte.* Cette particularité du maillot
offre l'avantage de laisser libre les jambes et les cuisses
du baby, elle n'oblige pas de le démailloter au complet
pour le changer quand elle est souillée, et elle a tous
les avantages de la couche ordinaire sans en avoir les
nombreux inconvénients. On peut agencer les langes
de la même manière, et, dans ce cas, on fera porter à
l'enfant des bas et des petits chaussons de laine, et il
sera fait usage d'une longue et ample robe de flanelle
qui maintiendra son corps dans une chaleur uni-
forme.

Quand l'enfant est ainsi habillé, on lui passe autour
du cou un petit fichu qui croise en avant et dont les
extrémités s'attachent en arrière, sans que les bras ou
les mains soient pris dans cet agencement. Les manches
assez longues pour cela, des brassières protègent suffisamment les menottes du bébé, sans que l'on soit obligé
de les garantir, en les immobilisant plus amplement.

Ainsi emmailloté, on fait boire l'enfant.

Autrefois, la femme de la campagne avait à honneur de donner son sein à sa progéniture ; aujourd'hui elle se contente du biberon meurtrier, et en attendant que ce biberon soit prêt, on fait prendre au nouveau-né son premier breuvage.

La femme de la campagne ne comprend pas l'intérêt qu'elle aurait à élever son enfant à son propre sein ; non seulement cet être délicat se porterait mieux, mais elle-même ne serait pas assujettie aux déboires et aux pertes de temps qu'elle subit par suite d'un allaitement artificiel. En dehors des malaises ou des nombreux accidents qui surviennent à cause de la suppression de l'alimentation naturelle au nouveau-né, elle est exposée à des mécomptes sérieux. C'est la routinière méthode des bonnes femmes qui est toujours suivie pour la mère comme pour l'enfant ; on veut faire passer le lait le plus vite possible, éviter sa montée, et ce sont longtemps avant l'accouchement, des bandes enroulées autour de la poitrine qui compriment les seins ; ce sont des lotions, des fomentations avec des infusions aromatiques, avec des simples qui ont la prétention de faire avorter le lait ; ce sont des pommades fabriquées avec du beurre frais, de la crème, du fromage, du suif, de l'huile bénite qui doivent empêcher son apparition ;

ce sont des herbes spéciales hachées, pilées, poivrées, salées, assaisonnées de jaunes d'œuf, de caillé, de petit lait qui, appliquées sur les seins avant, pendant et après l'accouchement, sont destinées à détruire la lactation ; toutes les boissons imaginables, y compris l'urine personnelle, ou étrangère, sont absorbées, et il résulte de ces inepties et de ces procédés stupides, des abcès multiples, des phlegmons, des fistules des glandes mammaires, des érosions, des gerçures, des crevasses des mamelons, des germes de néoplasmes futurs ; c'est le lit qu'il faut garder ensuite, et c'est la malpropreté, la septicémie, la maladie dangereuse et ses funestes conséquences qui s'installent à la chaumière.

Pendant ce temps-là l'enfant pâtit ; c'est le biberon qui lui est donné, c'est souvent un lait impur qui l'alimente.

A l'enfant en bas âge, il faut deux choses essentielles dans sa nourriture : du bon lait et de la régularité dans son alimentation.

Dans la plupart des cas, le lait que l'on a au village est primitivement bon en ce sens qu'il n'est généralement ni adultéré ni mélangé ; mais, par suite du manque absolu de soins de propreté, par suite des transvasations qu'il subit, il peut devenir mauvais et malsain. Dans un seau quelconque, en bois ou en métal, peu lavé, rincé à la hâte dans de l'eau souvent sale, le lait est trait ; les pis de la vache ou de la chèvre et la main qui les tirent ne sont nullement l'objet d'un nettoyage même sommaire ; ce lait abandonné à l'air libre ou à l'humidité d'une chambre obscure pour le laisser refroidir, recevra tous les germes nocifs, toutes les impuretés, tous les microcoques, bâtonnets ou filaments qui circulent dans l'air et qui, s'ils ne sont pas tous pathogènes, possèdent en grand nombre cette propriété, par suite du manque de désinfection du logis après le passage d'une maladie infectieuse, contagieuse ou éruptive. C'est ce lait provenant fréquemment d'une bête tuberculeuse, quoique saine en apparence, étique ou aphteuse, d'une bête vieille, fatiguée, lasse de vêler, qui sera donné, tiède ou froid, tel qu'il est, au nouveau-né, sans même avoir passé par une ébullition préalable. Peu importera l'âge du lait, peu importera sa qualité nutritive ou l'espace de temps écoulé depuis qu'il est trait, c'est du lait et cela doit suffire. On le verse dans un biberon à peine nettoyé, dans le biberon d'un voisin, chargé des caillots aigris de son précédent contenu, souvent même encore à moitié rempli avec du lait de la veille, on y plonge le long tube de caoutchouc sale et infecté de longue date, on le place dans le berceau à côté de l'enfant, et, la tétine entre les lèvres, le petit être boit. Il aspire de toutes ses forces à travers ce long tube ce liquide froid ou à peine tiède, il l'avale gloutonnement, à sa volonté; il se gave, s'étrangle et ne tarde pas à vomir. C'est dix ou quinze fois par jour que se renouvelle cette absorption et sept ou huit fois pendant la nuit; le lait se caille dans la carafe, il aigrit, s'altère, fermente et devient dangereux; c'est un demi-litre, un litre, souvent davantage, que l'enfant avale en peu de temps; son estomac se dilate, son

intestin s'irrite, il ne digère pas et devient athrepsique;
à huit jours, on lui donne à boire autant que s'il avait
six mois et l'on s'étonne de voir dépérir cet être *auquel
il ne manque rien!* C'est le sucre, le miel, l'eau de
fleur d'oranger, que l'on ajoute à son breuvage; c'est
l'eau panée, l'eau de lin, la graine de lin, l'eau de fro-
ment ou d'orge, de riz ou de blé noir, que l'on mélange à ce lait dans des proportions ridicules, sans
rime ni raison, et *malgré cela* l'enfant diminue de
force, de vigueur; il maigrit, sa peau devient ridée et
flasque, à la grande stupéfaction de sa mère et de son
entourage, et pour remédier à cette faiblesse, à cette
athrepsie, à ces vomissements répétés, à cette diarrhée
incessante, on le fortifie avec le bon vin, avec des
grogs, avec de l'eau-de-vie, voire même avec de l'absinthe! Et l'enfant dépérit de plus en plus, se débat
contre cet assassinat et meurt dans une lente agonie!

La mère ignore que la capacité de l'estomac de son
nouveau-né n'est pas en rapport avec la masse de lait
qu'elle lui fait ingérer; un biberon n'est pas un sein
et alors que chaque tétée ne doit pas dépasser plus
de 5 grammes de liquide le premier jour, 10, 15,
20 grammes, etc., les jours suivants pour augmenter
insensiblement de semaine en semaine et arriver à
150 grammes à six mois, d'un seul coup elle lui fait
absorber ou le laisse absorber des quantités dix fois
plus grandes; alors que le premier jour un nouveau-né
doit prendre au sein 50 grammes de nourriture, elle
lui en donne un demi-litre et plus! alors que ce lait bu
lentement, avalé à petites gorgées, doit séjourner pen-

dant un certain temps dans la bouche pour y être déjà soumis à l'action de la salive, alors que ce lait doit être tiède et non chaud ou froid, on le laisse boire à longs traits au biberon, à la cuillère, au petit pot, au verre ou au goulot d'une bouteille quelconque. On doit faire boire l'enfant et non le laisser boire, lui laisser extraire goutte à goutte son liquide nourricier, en petite quantité et non lui verser dans sa gorge un amas de lait aigri et infecté. Ce lait arrivant en masse dans l'estomac, y arrivant sans cesse, ne laissant aucun repos à l'organe, l'irrite, le fatigue, le distend ; il ne peut tolérer plus longtemps cette surcharge et en rejette sans efforts la plus grande partie ; c'est un signe de bonne santé, paraît-il, que le vomissement du nouveau-né, mais malgré ce préjugé, l'intestin irrité à son tour par la présence constante de caillots non digérés au préalable ni dans la bouche ni dans l'estomac, se fatigue ; des fermentations s'y produisent, des micro-organismes s'y développent, et surviennent la diarrhée, l'entérite, la gastro-entérite ; sous l'influence de la production des gaz, le ventre se ballonne, l'intestin s'allonge, les selles se présentent sous un aspect caille-botté, vert, infect ; leur fréquence, leur liquidité aboutissent en peu de temps à une dénutrition complète ; l'état s'aggrave, les vomissements deviennent incessants, des cris plaintifs se font entendre sans relâche, l'amaigrissement devient tel que l'enfant est méconnaissable, des lésions cutanées se montrent, la température s'élève, puis s'abaisse et la mort survient soit au milieu du coma ou des convulsions, soit au milieu

d'un affaiblissement général, lent mais progressif. C'est
non une victime du lait, mais une victime de son admi-
nistration désastreuse, et malgré les décès multipliés
à l'infini qui se présentent chaque jour au village,
malgré ces terribles exemples quotidiens où la mort
arrive avant que l'on ait songé à demander des secours
médicaux, cette alimentation persiste avec les mêmes
erreurs, les mêmes abus ; on continue de gaver l'enfant
sans trêve ni repos, et ce lait, cet aliment par excellence et indispensable à l'enfant, devient pour lui un
danger permanent, grâce à la routine et à l'ignorance
voulue de toute une génération de commères de villages.

Non seulement la ration de lait suffisante pour un
enfant en bas âge est dépassée (puisque l'on en rencontre qui à six mois absorbent deux litres de lait et
plus, journellement) mais encore à ce lait on ajoute
une alimentation supplémentaire. L'enfant maigrit,
s'étiole, et c'est la bouillie épaissie par un long séjour
sur le feu, c'est la panade au gros pain, c'est la soupe
aux choux, c'est la pâtée indigeste, ce sont les œufs
durs, les pommes de terre ou les haricots, la mie de
pain frais ou les pâtisseries lourdes de campagne qui
lui sont donnés avant l'âge de six mois, avant l'âge de
trois mois. Pour l'habitant du village, le lait seul n'est
pas une nourriture suffisante, même pour l'enfant, et
il lui donne une alimentation incompatible avec son
état infantile, non seulement pour le fortifier, pour
faire de lui un gars bien râblé, mais encore pour ne
pas être assujetti à une surcharge de soins, à des

occupations exigeantes et continuelles. L'enfant mange comme son père et à la plâtrée de pommes de terre ou de choux, au vin, au cidre ou à l'alcool, cet être ne peut s'acclimater ; loin de profiter, de jouir d'une bonne santé, il devient rachitique, il dépérit à vue d'œil, c'est un squelette avec un ventre énorme qui s'avance chaque jour vers la tombe et qui meurt victime de l'ignorance, victime des préjugés.

On ne veut ni admettre ni comprendre que c'est jusqu'à l'âge de dix-huit mois au moins que l'on doit donner du lait à l'enfant, du lait seul et pur, et rien autre chose que du lait ; tout autre aliment non seulement ne lui est d'aucun profit, mais encore lui est nuisible ; en lui donnant une alimentation autre que ce lait, on prédispose son organisme à des vices de constitutions, à des maladies graves, parfois incurables, parfois dangereuses, trop souvent mortelles ; on prépare un mauvais terrain d'évolution pour la seconde enfance et on amoindrit par ce fait sa force et sa résistance vitales. Après dix-huit mois, alors que l'enfant aura de seize à vingt dents, il pourra manger, mais alors seulement, des aliments légers ; ce ne sera ni des légumes verts, ni des fruits pas ou peu mûrs, ni des mets indigestes et abondants qui devront faire la base de sa nourriture ; ce sera au contraire une alimentation tendre, légère, des substances bien fraîches, cuites à point, en quantité minime qu'on lui donnera. Au lait encore consommé pendant longtemps le matin à jeun, viendront s'ajouter dans la journée trois repas peu abondants ; le pain un peu rassis, les œufs légèrement cuits, les viandes légères, rôties ou bouillies, les pommes de terre en purée ou cuites sous la cendre, les potages clairs, maigres ou gras, et *l'eau pure comme boisson unique*, seront ses aliments de choix. Les bonbons, les sucreries, les gâteaux, les friandises éventées et falsifiées, abondent au village à l'occasion des fêtes, des foires, des marchés et on en gorge les enfants alors qu'on ne doit jamais leur donner, surtout en bas âge, aucune de ces pâtisseries, aucun de ces objets indigestes, causes multiples d'indigestions nombreuses et de fatigues pour l'estomac. La régularité des repas, la diète absolue entre ces repas, sont les précieux auxiliaires d'une alimentation régulière et normale, et à l'encontre de cela, on ne voit pas un baby de village qui n'ait à ses lèvres une pomme verte en été, un trognon de choux en hiver; l'enfant doit rester sur sa faim, ne jamais être rassasié, et on le gave jusqu'à ce qu'il étouffe : on ne doit pas laisser boire un enfant à tout propos, surtout entre les repas, et outre la boisson en grande quantité qu'on lui donne à la maison, à chaque mare, à chaque ruisseau il se désaltère en risquant de se noyer ou d'absorber les germes ou les produits nocifs qu'ils contiennent ; les liquides pris ainsi sans raison et hors de propos fatiguent l'estomac, le dilatent et ne font qu'abolir l'appétit ; ils provoquent des diarrhées, parfois désastreuses, surtout en été, et sont toujours causes de nombreux embarras intestinaux; jamais un enfant ne doit boire de vin, pur ou étendu d'eau ; loin de le fortifier ce vin, quel qu'il soit, n'agit sur son être, sur son organisation corporelle ou céré-

brale, que d'une manière défavorable ; l'habituer à ne
boire que de l'eau pure, dès l'âge le plus tendre est le
meilleur que l'on puisse faire pour son développement
ultérieur, pour son évolution normale. Le cidre, la
bière, le café, l'alcool, les liqueurs, le morceau de
sucre trempé dans l'eau-de-vie (coutume absurde et
coupable), doivent être bannis et rigoureusement pros-
crits, non seulement pendant la première enfance,
mais encore pendant la seconde enfance, pendant
l'adolescence même, et au village pour l'enfant de un
an, c'est le vin pur qui est la boisson de choix !

Quand un enfant est bien alimenté, quand c'est le
lait donné avec raison qui est la seule nourriture, il est
rare de voir sa santé devenir chancelante, s'il ne porte
en lui des hérédités pathologiques ; les chances de survie sont pour lui presque absolues avec cette alimentation normale, et toute autre sera la table de mortalité
avec la nourriture trop fréquemment en usage dans les
milieux ruraux ; l'aspect d'un enfant nourri au sein ou
élevé au biberon avec intelligence, diffère du tout au
tout avec celui que présente le malheureux être gavé
de soupe, de choux, de fruits, de haricots ou de mets
indigestes ; l'un est rose, gai, joufflu, vigoureux, suant
la santé et la force par tous les pores ; l'autre est jaune,
maigre, triste, ratatiné ; son œil est terne, son regard
éteint ; de tout son corps affaibli et décharné, s'exhale
une odeur âcre, aigre et fétide qui prend à la gorge ;
il offre un effrayant contraste avec son congénère ; le
premier est le résultat de l'élevage avec raison, soins
et intelligence ; le second est le triste produit de la

routine, des préjugés et de l'ignorance : l'un sera un homme, l'autre ne sera toujours qu'un avorton.

Si le *lait* est l'aliment indispensable à l'enfant du premier âge, la *propreté* est le milieu nécessaire à son évolution normale.

Au village, même chez les indigents, le linge existe le plus souvent en quantité suffisante ; ce n'est pas la toile fine aux riches ornements, ni la dentelle inutile ; c'est la grosse toile, rude, solide, qui résiste aux lavages pendant des années ; c'est cette toile vieillie et déjà usée qui doit servir au nouveau-né, pourvu qu'elle soit propre. C'est dans ce linge que l'on doit tailler les chemisettes, les couches, les langes de dessous ; c'est avec lui que l'on doit laver et essuyer l'enfant, et plus il est vieux, plus il est usé, meilleur il est

Pour faire honneur à l'enfant qui vient de naître, on lui donne de la toile neuve, nullement décatie et à peine passée à l'eau. Cette chemisette dure, cette couche rugueuse, rigide et non spongieuse, irriteront en quelques heures l'épiderme sensible du nouveau-né ; elles ne s'imbiberont ni n'étancheront l'urine ou les matières fécales, et par le fait de la présence continuelle de ces liquides, la peau déjà avivée par les souillures de toute nature qui la recouvrent, deviendra le siège d'excoriations, de gerçures et d'érosions multiples ; en peu de temps des éruptions cutanées, étendues, apparaissent, se disséminent çà et là, et deviennent non seulement la source d'affections locales difficiles à guérir, mais encore provoquent sur l'organisme et sur l'état général de santé du nourrisson, un fâcheux retentissement. Si la chemise et la brassière de l'enfant peuvent ne pas être changées à chaque tache, il ne faut pas néanmoins attendre qu'elles soient noires de crasse pour les remplacer par des propres; avec une alimentation aussi peu raisonnée que celle que l'on vient de voir, les vomissements sont fréquents, et c'est sur cette brassière, sur ce fichu, que les matières vomies se répandent; toujours humides, toujours imprégnés de liquides faciles à fermenter, ils se salissent rapidement et doivent être changés le plus souvent possible. Il ne suffit pas de faire disparaître cette saleté en l'essuyant sommairement, il faut comme pour les langes, comme pour les couches, changer la chemisette, la brassière et le fichu quand ils sont salis, quand ils sont mouillés ou simplement humides, pour éviter la mauvaise odeur et le refroidissement possible de l'enfant; il faut changer l'enfant dix fois par jour s'il est nécessaire, davantage même si le besoin l'exige. Au village, on fait sécher au soleil, devant le feu de l'âtre ou autour du poêle rougi, les langes ou les couches humides, mouillés par l'urine ou les matières fécales : ils servent ainsi plusieurs fois de suite sans être lavés et ne sont soumis à un nettoyage que lorsqu'ils sont dans l'impossibilité de resservir. C'est rare de voir ces langes lavés à grande eau; on les laisse tremper un peu et c'est tout; le plus voyant, le plus sale disparaît à peu près, mais la malpropreté persiste dans la trame du tissu; les langes de drap ou de molleton, eux, ne sont jamais lavés et leur étoffe spongieuse recèle les résidus secs ou humides des déjections : des émanations persistantes s'en dégagent à la moindre chaleur, se répandent aux couvertures, à la paillasse, aux enveloppes du berceau et augmentent encore par ce fait la mauvaise odeur qui environne l'enfant. C'est par les lavages à grande eau bouillante qu'il faut nettoyer toutes ces pièces du maillot; c'est dans l'eau de savon qu'il faut les immerger pour les rendre complètement propres d'abord, souples, moelleuses et douces à la peau ensuite; on doit s'abstenir de cristaux ou de lessive qui irriteraient l'épiderme, et ces différentes pièces de l'habillement doivent être séchées aux rayons du soleil en été, devant un grand feu de sarments en hiver, pour en expulser toutes les traces d'humidité et éviter ainsi le refroidissement ultérieur du nouvel être.

Pour atténuer l'intensité de la lumière, pour amoindrir l'éclat du jour, pour empêcher de faire *loucher* les enfants, on place le berceau dans le coin le plus obscur de la chambre. Ce berceau qui le plus souvent n'a de berceau que le nom, est parfois une simple banne en osier, un grand panier plat, étendu à terre ou placé sur deux chaises; deux moitiés de cerceaux, deux demi-cercle de tonneaux forment à la tête de cette couche primitive une sorte d'auvent. Ce ne sont pas de simples rideaux ni de légers voiles destinés à protéger contre les insectes ou les poussières ambiantes qui sont jetés par dessus les supports de ce baldaquin improvisé; ce sont des hardes, des châles, des jupons, des vieilles robes que l'on y drape; ni l'air ni la lumière ne pénètrent sous ce réduit et c'est cette atmosphère confinée, chargée des produits de la respiration, empreinte de l'odeur de langes salis, à un degré de température de beaucoup supérieur à celui de l'extérieur, que l'enfant respire et absorbe. Ce n'est ni sur la paille, ni sur la fougère sèche, ni sur des menues balles d'avoine qu'est couché le nouveau-né, c'est sur le duvet, c'est sur la plume, sur un amas de vieux vêtements, de vieilles nipes hors d'usage ou, même sur un matelas de laine qu'il est étendu le plus souvent. Ce lit malsain au plus haut point, reposant lui-même sur des hardes disposées au fond de la banne, n'est jamais sec, l'urine, les matières fécales, les matières vomies, la sueur, le lait répandu y entretiennent une humidité et une moiteur constantes, les mauvaises odeurs s'y développent rapidement et c'est dans un tel milieu que l'enfant est attaché ; couché sur son dos, sanglé et emmailloté étroitement, la tétine du long tube d'un biberon entre ses lèvres, la tête enfoncée dans un oreiller de plumes, les couvertures épaisses ramenées presque sur la face, il reste ainsi de longues heures, seul et abandonné le plus souvent pendant un temps plus ou moins long, tandis que la mère ou la nourrice vaque aux soins de l'écurie ou de l'étable ; pendant qu'elle est aux champs, l'enfant est délaissé, livré à son impuissance, exposé à l'assaut des animaux domestiques qui peuvent l'étouffer dans son berceau ou le renverser à terre ; la maison est vide, les portes et les fenêtres sont entr'ouvertes, il crie, il souffre et ces cris, ces souffrances, ces gémissements ne sont pas entendus, nul ne vient les apaiser et ils ne cessent que lorsque l'enfant ne peut plus se faire

entendre, quand il n'a plus la force de crier. Il urine,
il va à la selle dans son maillot et cette diarrhée, abondante par suite de sa défectueuse alimentation, forme
autour de ses cuisses, de ses fesses, de ses lombes un
amas de matières irritantes qui l'érodent, l'excorient et
le font crier; sanglé comme il l'est dans ses langes,
souvent encore attaché dans son berceau par une large
bande de toile, afin d'éviter tout mouvement généralisé
ou partiel, il n'a que son cri pour affirmer sa gêne et
sa souffrance. Si sa mère survient sur ces entrefaites,
loin de le changer, de le sortir de cette fange ou de cet
emprisonnement, elle le fait boire. elle le gave, elle le
gorge de soupe ou de lait aigre jusqu'à ce que, demi-
étouffé, ses cris cessent d'eux-mêmes, dans l'impossibilité où l'enfant se trouve de pouvoir émettre un son !
Le soir venu, à la hâte, entre deux occupations, on
change l'enfant ; on lui passe une couche à peu près
propre, encore humide de l'urine de la veille ; le plus
gros et le plus apparent de la diarrhée ou des matières
fécales est enlevé en même temps que la couche sale,
on essuie le plus sommairement possible les cuisses,
les fesses, les parties génitales avec ce lange déjà sali,
et sans bain, sans lavage, sans soins de propreté même
élémentaire, ce corps engourdi, macéré dans l'urine
d'une journée, couvert d'érythème, est replacé dans sa
banne, emprisonné dans le même maillot ; on le berce,
on le gave, et il reste là jusqu'au lendemain. Le seul
air libre qu'il respire un moment, c'est l'atmosphère
d'une chambre commune à tous, où l'on boit, où l'on
dort, où se font tous les gros ouvrages du ménage, où

se préparent les buvées du bestiaux, où sèche et se coule la lessive !

Dans ce berceau étroit, parfois même dans une petite charette qui fait office de berceau, souvent deux enfants en bas âge sont placés ; à la malpropreté de l'un se joint celle de l'autre ; dans cet air confiné, impur, chargé de miasmes délétères, les enfants s'étiolent ; ils se contagionnent l'un et l'autre et sont deux victimes au lieu d'une seule ! Ce n'est pas seulement deux nouveau-nés que l'on rencontre dans le même berceau ; il arrive souvent, pour ne pas dire toujours, que pendant les longues journées d'été, pendant que tout le monde est aux champs, trois ou quatre enfants en bas âge sont étendus côte à côte sur la même paillasse, pendant que cinq ou six autres enfants se trouvent réunis dans la même chambre. Sous la garde d'une vieille femme endormie, ces enfants abandonnés à eux-mêmes sont là, pêle-mêle, sur le carreau humide, sur la terre battue ou sur les lits défaits ; si l'un d'eux a contracté chez lui les germes d'une maladie contagieuse, aussitôt il apporte dans ce milieu cette affection, qui se transmettra aux autres enfants ; par suite des allées et venues de chaumière à chaumière, la maladie se propage, l'épidémie éclate au dehors en peu de temps, se répand dans tout un village, et ce n'est plus une ou deux victimes que l'on rencontre, c'est dix, c'est vingt cas qui se propagent, ce sont des décès sans nombre à enregistrer chaque jour ! et la routine continue d'exercer ses droits imprescriptibles !

III

Avec un tel manque de savoir, avec une telle absence d'hygiène, avec cette alimentation dérisoire, avec cette malpropreté repoussante et incompatible avec l'idée que l'on se fait du progrès de la civilisation moderne, il est facile de prévoir combien nombreuses seront au village les maladies de la première et de la seconde enfance.

Elles sont légion.

En dehors des affections gastro-intestinales qui déciment plus de la moitié des nourrissons de un jour à deux ans, des indispositions fréquentes et des maladies véritables s'abattent sur l'être chétif qu'elles rencontrent, et c'est ici que la routine fait encore des victimes, ainsi que les préjugés et le triste empirisme des rebouteurs et des guérisseurs, dont la spécialité fait toujours l'objet du culte des paysans.

Quand, il s'agit des gourmes de l'enfance, de l'impétigo du cou ou de la face, s'étendant le plus souvent à la nuque, aux oreilles ou aux parties voisines, quand il s'agit de croutes de lait, de prurigo dû à la présence des poux, d'autres érythèmes ou éruptions provoqués et entretenus tout naturellement par la crasse ou la malpropreté, au lieu de laver tout simplement la tête de l'enfant, au lieu de nettoyer et de déterger les plaies et les surfaces irritées avec de l'eau pure, au lieu de faire ces lotions plusieurs fois par jour, s'il le faut, on les

excite, on les envenime davantage; c'est avec de l'eau-
de-vie, c'est avec du vinaigre, du pétrole ou de l'essence minérale qu'on les lave ; c'est avec du tabac à
priser, du camphre concassé, du sucre ou du plâtre
pulvérisé qu'on les soupoudre; c'est avec des décoctions
de tabac, avec de l'urine, avec de l'eau de purin qu'on
les arrose; sous cette influence, loin de disparaître, elles
ne font que s'accentuer et elles ne tardent pas à envahir
les surfaces environnantes ; les lésions s'aggravent en
peu de temps et leur aspect devient hideux ; l'eczéma
subit à peu de chose près le même traitement, mais
sous ce nom d'eczéma sont compris tous les érythèmes,
toutes les érosions, les excoriations, les desquamations
et autres affections croûteuses répandues sur l'épiderme,
dues aux parasites et à la malpropreté ; sous l'influence
d'un simple bouton d'acné livré à tous les contages et
à toutes les contaminations possibles, étant donné le
manque de lavage corporel, étant donné le milieu où
vit l'enfant, on voit apparaître une lymphangite, des
abcès ou des phlegmons. Ici ce sont les cataplasmes
fabriqués avec toutes les herbes imaginables qui entrent
en scène. C'est à même sur la peau, à nu et à vif, que
ces plantes hachées, cuites ou crues, assaisonnées de
petit lait, de fromage mou, de crème, de jaunes ou de
blancs d'œufs, mélangées avec du suif de mouton, de
la panne, de la chandelle, etc., sont placées en couches
épaisses ; c'est avec du beurre frais ou rance, de l'huile
à quinquet ou de l'urine quelconque que l'on arrose ce
bras ou cette jambe œdématiés, ces plaies béantes inon-

dées de pus, et on s'étonne en voyant qu'elles ne guérissent pas !

Et malheureusement ces monstruosités se passent partout.

Le vulgaire pou joue lui-même un rôle important dans l'état de santé d'un enfant. Au village un jeune enfant qui n'a pas suffisamment de poux dans la tête ne doit pas se porter d'une façon normale ; aussi est-ce avec un soin jaloux qu'on surveille l'éclosion des lentes, non pour détruire la couvée, mais pour la protéger contre toute mort éventuelle. J'ai vu dans maints endroits, en Champagne, en Savoie et surtout en Bretagne, des mères de familles jouissant de toute leur raison, aller chercher des poux chez leurs voisins pour les parquer dans la chevelure de leurs petites filles qui n'en avaient pas assez ou sur le crâne dénudé d'un nouveau-né ! La présence de ces insectes a, paraît-il, la vertu particulière de tirer l'humeur du cerveau et de prévoir la méningite ou les convulsions ! Ailleurs j'ai vu également parsemer de poux une plaie du cuir chevelu pour éviter l'apparition d'une fièvre cérébrale ! Cette tendresse à l'égard du *pédiculus capitis*, ne s'arrête pas à la première enfance, et il n'est nullement rare de voir des adultes, jouissant d'une belle situation matérielle et morale, posséder et entretenir sur leur corps une collection complète de ces pédiculidés, principalement à la tête, pour éviter toutes espèces d'accidents congestifs. Il n'est pas rare de rencontrer pareils errements en ce qui concerne les puces.

Les préjugés populaires sont innombrables au village

4

et il existe dans maintes contrées de la France des recettes spéciales, auxquelles on ajoute une foi absolue, pour guérir certaines affections de l'enfance. Ces moyens, parfois incroyables tant ils sont absurdes, ont une vogue particulière et toute mère croirait manquer à son plus strict devoir de maternité en ne les employant pas chez elle ou chez ses voisins quand la mère n'est pas là. C'est ainsi que les pattes et la trompe d'une taupe conservées dans un sachet et portées au cou d'un enfant, facilitent la dentition et préviennent le goître (Savoie). Les vers de terre pilés et écrasés avec de la fleur de soufre, sont employés contre les écoulements d'oreilles ; la graisse de putois calme également les maux d'oreilles et empêche d'être sourd (Midi). On empêche les enfants de se nouer en les frottant avec de la cendre de sarments noirs, conservée chaude pendant le balancement de la lune (Côte-d'Or). Les maladies d'yeux se guérissent en sept jours par l'invocation de Saint-Jean, par son évangile et des signes de croix ; un pigeon coupé en deux, vivant, placé saignant et chaud sur le crâne, guérit le transport au cerveau ; une peau d'agneau, arrachée sur l'animal vivant, et placée sur un membre paralysé, lui rend son fonctionnement ¡ (ces deux moyens sont dignes des barbares !) La graisse humaine, celle du blaireau, celle du bouc encore vierge, celle de la femelle du putois, soulagent les accès de rhumatisme ; le lait de truie sert contre les maux d'yeux ; la peau de mouton, non tannée, empêche les enfants de pisser au lit ; le frai de grenouille est employé contre l'affaiblissement de la vue ; le fiel de porc, mélangé avec du vin blanc, guérit l'épilepsie ; la chauve-souris, morte en croix, placée sous la paillasse d'un berceau préserve des convulsions ; le liège introduit dans l'anus en petits morceaux, guérit les hémorrhoïdes ; le crapaud pilé, placé en un sachet appliqué sur le ventre fait disparaître la jaunisse ; la limace rouge, hâchée avec du serpolet, étendue en couche sur les reins, arrête la rétention d'urine ; la même limace, écrasée, fait avorter les panaris. Je ne parle pas des herbes, des plantes, des simples quelconques dont l'usage est répandu partout à tort et à travers ; je ne parle pas des trop nombreuses incantations, prières, signes cabalistiques et autres qui guérissent les gens qui ne sont pas malades ou qui laissent mourir le patient faute de secours à temps opportun ; le rebouteur est une plaie au village et tout hameau qui se respecte se fait une gloire de posséder un représentant de cette catégorie d'individus qui trouvent moyen d'être honorés et de vivre grassement aux dépens des imbéciles, en dépit des lois et des syndicats médicaux.

On voit, par ce qui précède, qu'à côté de coutumes barbares, les pratiques les plus absurdes subsistent encore de nos jours dans les milieux ruraux ; on ne peut se faire aucune idée dans les grandes villes des remèdes parfois employés avec conviction par les vieilles commères, des pratiques mises journellement en action dans certains hameaux où l'on se rend à plus de vingt lieues à la ronde. Ce qui est le plus dangereux en cette occasion, c'est le temps perdu ; pendant qu'on se livre à des manipulations osées, à des reboutages hasardés, à des remèdes, aux lotions, aux infusions précitées, pendant que l'on attend avec anxiété l'effet de la médication, l'enfant souffre, le mal s'aggrave et, à l'arrivée du médecin (quand on se décide à le faire venir) il est souvent trop tard, et c'est lui qu'on accuse ! L'enfance qui a besoin d'être surveillée chaque jour, qui peut chanceler au moindre faux pas, ne peut ni ne doit attendre ; il faut prévoir ce qui peut arriver le lendemain et parfois un rien, un simple rien, un bobo, sera la cause inopinée d'une affection grave, parfois mortelle, faute de soins donnés à temps. Les atermoiments intempestifs ne sont pas de mise autour d'un berceau ; de la rapidité du secours dépend souvent le résultat final et c'est toujours un être en danger que l'on doit voir dans un enfant malade. La moindre indisposition est souvent le prélude d'une affection dangereuse et sur un malaise léger et bénin en apparence peut venir se greffer, du jour au lendemain, une maladie mortelle ; c'est sur ces apparences trompeuses de bénignité que l'on se fie trop souvent au village ; une rougeole, une bronchite légère, un simple mal de gorge, une diarrhée minime, une coqueluche, même de longue durée, n'inquiètent pas les parents et on soigne l'enfant comme on le traite en tout temps, c'est-à-dire mal ; un matin c'est le croup, c'est une broncho-pneumonie, une cholérine qui existe, qui couve depuis deux ou trois jours déjà et qu'il devient difficile de guérir ; l'enfant meurt faute de soins immédiats, comme il s'étiole faute d'hygiène. Par imprévoyance, par manque de jugement droit, par avarice surtout, on laisse l'enfant en butte à tout ce qui peut lui être nuisible ; les puits ouverts à ras du sol, les abords libres des cours d'eaux, les vannes mal closes, les mares profondes partout répandues fournissent chaque année une triste statistique de mortalité, et il en est de même avec les feux de poêles rouges ou de cheminées béantes, avec les cuviers, avec les baquets à lessives, avec les accidents sans nombre survenant chaque jour à l'étable, sur les grandes routes, aux champs ou dans les granges, où les enfants restent seuls à la portée des bestiaux, des instruments aratoires ou des machines agricoles en mouvement : ici, comme ailleurs, l'imprudence marche de pair avec l'ignorance ! A côté des cas isolés où la bêtise et l'imprudence sont des causes directes de morts fréquentes, le manque d'hygiène seul fait sévir des épidémies dangereuses dans des villages entiers ; par défauts de soins appropriés, par défaut de surveillance rigoureuse, par suite de commérages de porte à porte, la contagion s'exerce d'une façon désastreuse sur des centaines d'enfants, de hameau à hameau, de village à village, envahissant tout peu à peu, par suite de l'impossibilité où l'on se trouve de pouvoir arrêter et enrayer un fléau dont l'origine directe échappe aux investigations les plus minutieuses.

En dehors de ces maladies qui sévissent sur les enfants, de nombreuses causes favorisent l'éclosion d'affections diverses. Au village, l'enfant actuel n'est plus aussi fort ni aussi vigoureux que l'on serait en droit de le penser ; sa constitution générale, son aspect, sa charpente organique ne représentent plus la vitalité dont il jouissait autrefois ; il est anémié, chétif dès sa naissance, c'est un vieillard prématuré, et il porte dans son être extérieur les traces et les marques de cette faiblesse native. Il s'étiole lentement, ne réagit pas contre cette déchéance et traîne péniblement son existence ; on dirait à le voir calme et triste dans son berceau qu'il est sérieux, qu'il réfléchit sur la sombre destinée qui l'attend, et que ce qui l'entoure lui est indifférent ; ses jeux sont rares, tranquilles, peu turbulents ; il a peur de fatiguer ses muscles atrophiés dans des amusements inutiles, et au fond de son être, il porte une mélancolie profonde et un lourd septicisme qui contrastent étrangement avec son état d'enfant ; son appauvrissement physique se déteint sur son moral et ils dépriment l'un comme l'autre son organisme déjà affaibli *ab ovo*. Dans cet état, incapable de résister efficacement contre le mal qui le guette, il succombe avec facilité et sans lutter, à toute atteinte morbide et il n'est donc pas étonnant de voir avec quelle rapidité décroît la survie de l'enfance au village, étant donné le milieu où il se trouve.

Alors que les statistiques donnent des chiffres de mortalité variant de 12 0/0 à 7 0/0 pour les enfants placés sous la surveillance de la loi Roussel, de 6 0/0 à 4 1/2 0/0 et même 4 0/0 pour les enfants assistés, nourrissons surveillés chaque jour par le médecin inspecteur et placés chez des nourrices spéciales, instruites et intelligentes, il n'est pas rare de voir cette même mortalité atteindre 20 0/0, 22 0/0 et plus, chez les autres enfants âgés de un jour à 2 ans, élevés dans la famille ou placés chez les nourrices ordinaires, ou gardés par les commères du village.

Sur ces 22 0/0, *seize* enfants meurent faute d'hygiène. Ils succombent par la faute de leurs parents ou de leurs nourrices, qui non seulement les laissent mourir par manque de soins appropriés, mais encore hâtent leur mort par l'emploi systématique de leurs préjugés, de leur routine, de leur empirisme absurde et coupable.

A l'enfant du village, il faut une puériculture spéciale et c'est le néant qu'on lui ouvre ! Tel est le résultat journalier de l'élevage de l'enfant dans nos villages, de sa naissance jusqu'à l'âge de deux ans.

IV

De deux à cinq ans, au point de vue de l'hygiène, la vie de l'enfant est en tout point semblable à celle qu'il menait pendant sa première enfance. Les plus forts, les plus solides, les plus vigoureux ont résisté aux multiples assauts livrés à leur créature délicate et c'est un lot de robustes qui survit, selon la loi et les règles de la nature.

De deux à cinq ans, l'enfant a roulé sur toutes les routes du village, s'est traîné dans toutes les cours et les recoins de la ferme ; libre ou attaché aux jupons de sa mère, accoutumé aux longues paresses, au mouvement et au grand air, il a vécu comme une plante sauvage et l'intelligence qui germait en lui a été étouffée par les milieux incultes et ignorants qui l'entourent.

A cinq ans, l'enfant va à l'école, de gré ou de force, il fréquente les bancs de la classe communale et là, là où il pourrait et devrait recevoir et acquérir des idées et des notions saines, tant au point de vue physique qu'au point de vue moral, il ne trouve pas les données qui lui sont nécessaires, ni le milieu hygiénique qui lui est convenable.

Là, où l'enfant devrait trouver les notions d'hygiène qu'il ignore et l'application de cette même hygiène qu'il n'a jamais connue, il ne rencentre que les mêmes erreurs, que les mêmes préjugés, que la même routine ;

loin de se trouver placé dans un milieu hygiénique, il se rencontre en contact journalier avec des déshérités du sort comme lui et il ne retire pas de cette fréquentation scolaire, au point de vue de l'hygiène et du bien-être sanitaire, tous les avantages qu'il pourrait et serait en droit d'en attendre.

Au village, il est pénible de le dire, l'école ne remplit encore pas les conditions qu'elle devrait remplir, elle ne donne encore pas à l'hygiène infantile tous les desiderata qu'elle pourrait lui procurer et c'est une funeste lacune qui existe dans nos milieux ruraux, lacune qui ne sera pas encore comblée de sitôt !

Donner aux enfants l'air, la lumière, le calme ; les soustraire aux impuretés, aux émanations dangereuses de l'atmosphère ; les mettre à l'abri des miasmes, des souillures et de l'humidité du sol : telles devraient être les règles d'hygiène à observer strictement dans le choix d'un emplacement d'une école primaire.

Or, c'est à peu près le contraire que l'on rencontre dans la grande majorité des campagnes.

Généralement, au centre du village, à proximité du cimetière, à côté de la mare communale, réceptacle direct de toutes les immondices, resserrée entre les maisons voisines, rapprochée des fumiers et des purins, attenant aux fosses d'aisance, se trouve l'école. Cette école qui primitivement était une maison ordinaire, un peu plus spacieuse que les autres, a été un beau jour transformée en vue d'une habitation scolaire. D'un côté, le plus propre, on a aménagé le local de la mairie, le cabinet du maire et le logement de l'instituteur ; de l'autre côté, ce qui restait, on en a fait une salle destinée à la classe. Comme au début cette maison n'était nullement destinée ni préparée pour ces besoins multiples, comme ce n'était qu'une simple habitation de paysan, et comme elle datait de loin, elle n'avait été en aucune façon construite dans des conditions de salubrité désirable. Sur un terrain quelconque, plus ou moins mouvant, plus ou moins humide, sans fondations suffisantes, à proximité d'infiltrations souterraines de gaz ou de liquides, exposée indifféremment au nord ou au sud, elle avait été bâtie à la hâte, le meilleur marché et le plus rapidement possible, sans soucis ni inquiétudes d'hygiène ; elle avait été construite avec des matériaux disparates, déjà usés, sensibles à la pluie, à la sécheresse, à la gelée ; comme pour toutes les autres maisons de la commune, on s'était attaché à l'aménagement parfait des écuries, des étables, des granges et des dépendances ; l'habitation elle-même importait peu, sa salubrité était secondaire, et son installation hygiénique ne préoccupait en rien les gens qui l'avaient construite. C'est donc dans une chambre confinée d'une telle demeure, mal aérée, mal ventilée, glaciale en été, surchauffée en hiver, humide par tous les temps, basse de plafond, exposée à des émanations diverses, aux murs récrépis à la hâte pour masquer les lézardes et boucher les fissures trop béantes que l'on va reléguer trente, quarante, soixante enfants, filles ou garçons, qui ne feront qu'y languir, s'y étioler et s'y contagionner d'une façon trop fréquente.

L'absence presque absolue des caves ou leur disposition défectueuse donnera à cette habitation devenue *maison d'école* une insalubrité plus manifeste, et les fondations sommaires ne reposant pas sur une couche ferme et compacte du sol ou sur une base solide de maçonnerie faite avec du ciment hydraulique, seront une source continuelle d'humidité, activée et entretenue d'une façon permanente par des plâtres hygrométriques aisément nitrifiés, surtout dans les parties basses. Par suite de ces défectuosités dans l'infrastructure, toutes les infiltrations du sol, toutes les boues formées par la pluie, par la fonte des neiges, par les eaux provenant du voisinage des puits et des mares aboutiront vers cette demeure et en feront un foyer permanent d'humidité, entretenue par le va et vient des écoliers, par la bruine, par le brouillard et les vapeurs s'exhalant du sol perméable.

Une partie du rez-de-chaussée, sans surélévation extérieure aucune, sert de salle de classe et les murs de pierres disjointes, les portes, les fenêtres, les issues mal fermées, les plâtres intérieurs couverts de salpêtre sont loin de rendre plus sain cet aménagement scolaire ; les carreaux, les briques en terre, les dalles qui recouvrent le sol ou même les simples cailloux unis à côté l'un de l'autre en guise de plancher, participent à cette humidité, la conservent et la favorisent. Le plancher en bois est rare et, par suite de l'état du terrain sur lequel il repose, il ne reste ni ne peut rester en bon état pendant longtemps ; il se gonfle, se bombe, se déjette et sous ces multiples fissures, sous ces boursouflures ne tardent pas à se former de petites mares,

de petits cloaques, foyers permanents d'infection mé-
phitique entretenue par des débris de végétaux, par des
insectes, par les eaux, par les détritus de toute sorte
qui donnent en peu de temps de mauvaises odeurs et
altèrent l'air ambiant. A ces anfractuosités du plancher
il faut ajouter celles que forment les crépis crevassés
des murs, des sous-murs, les plafonds, les solives, les
poutres de soutènement, les boiseries déchiquetées des
portes, des fenêtres qui formeront dans leurs béances
et leurs dispositions des nids innombrables de microbes,
de récipients immuables de contaminations; le plafond,
quand il existe, formé d'une mince couche de plâtre
appliqué sur des lattes, laissant entre lui et le plancher
de la chambre située au dessus un vide considérable,
sensible à la brusque transition des températures,
imprégné d'eau et d'humidité, ne résiste pas aux premiers feux d'un poêle surchauffé; il se fend, se cre-
vasse, s'effondre de toutes parts et dans la majeure
partie de son étendue laisse des ouvertures, des trous,
des cavités dans lesquels se logeront la crasse, les
poussières, les détritus ténus, les miasmes et les micro-
organismes de toute nature qui voltigent dans l'atmosphère viciée de cette classe.

Cette salle d'études reçoit la lumière solaire, mais, le
plus souvent, cet élément indispensable à la vie normale est mal réparti par suite de l'orientation fâcheuse
de l'école et par suite de la disposition défectueuse des
ouvertures. Ou bien la lumière est trop vive, est en
excès, ou bien au contraire elle fait défaut; dans les
deux cas les troubles de la vue provoqués par cet état

de choses se rencontrent avec trop de fréquence et, au village, encore plus que dans les écoles des villes, la vue de l'enfant, se fatigue, s'affaiblit et se perd prématurément par le fait de ce manque absolu de précautions dans l'éclairage naturel. Tantôt ce sont de larges baies, de grandes fenêtres qui laissent pénétrer le soleil et des flots de clarté au risque d'aveugler, tantôt ce sont des lucarnes étroites, des vasistas haut placés, des impostes vitrées qui laissent percer une lumière insuffisante et voilée ; ce sont des faux jours, des pénombres troubles qui fatiguent l'organe visuel ; obscure d'un d'un côté, vivement éclairée de l'autre. cette classe n'a pas d'autre effet que de vicier et de pervertir le sens optique ; l'enfant lit avec effort, c'est avec peine et difficulté qu'il écrit ; il devine les caractères placés sous ses yeux ou inscrits sur les cartes appendues aux murs ; il fait prendre à son corps des positions vicieuses, soit pour échapper à l'atteinte trop vive des rayons lumineux. soit pour déchiffrer péniblement les caractères plongés dans l'obscurité, et dans cette lutte constante entre un éblouissement invariable, direct ou indirect, et une obscurité relative, il ne tarde pas à ressentir les premières atteintes d'un trouble profond de la vue.

La fenêtre de l'école ne doit pas uniquement servir à laisser passer la lumière du jour, elle doit être aussi un moyen puissant d'aération. Si le matin et le soir, à la rentrée et à la sortie de la classe ou des récréations, ces larges fenêtres et ces grandes portes laissent pénétrer à flots le vent, la chaleur ou le froid et l'air extérieur,

quand elles se trouvent fermées pendant les heures
d'études, les courants d'air s'insinuent insidieusement
par les issues mal jointes, par les fissures des murailles, par les carreaux brisés et nuisent à l'enfant.
Pendant la classe, été comme hiver, pour éviter le chaud
ou le froid, les portes restent closes, soigneusement fermées, et les vents coulis sont les seuls agents d'aération
directe ; on évite l'entrée du grand air, et ce manque
de ventilation a pour effet immédiat de provoquer une
accumulation considérable d'acide carbonique, de soumettre l'écolier à des refroidissements continus. L'air
chargé des effluves malsaines, parfois septiques, des
poussières ambiantes, des produits incessants de la respiration, surchauffé par le feu du poêle, alourdi par
les émanations humides du plancher ou du sol, vicié
par les mauvaises odeurs, fait rapidement sentir ses
effets dans ce milieu encombré et produit les vertiges,
les douleurs de tête, la céphalée, la dyspnée, les épistaxis que l'on rencontre chaque jour chez les écoliers.

Dans cette salle d'école où la cheminée de village
devrait trouver sa place (cheminée à l'âtre immense où
l'on peut parfois faire rôtir un bœuf en entier), s'élève
un poêle. La cheminée qui est un moyen puissant d'aération et de ventilation, qui servirait même à détruire
les poussières et les ordures résultant du balayage, qui,
en dehors de ces avantages, donne une chaleur lumi-
neuse directe par son action rayonnante, est proscrite.
C'est le poêle de fonte, placé au centre ou dans un coin
de la classe, qui se rencontre partout, qui est le mode
officiel de chauffage. Un tel calorifère est loin d'être

salubre ; non seulement c'est un appareil défectueux au poit de vue de l'aération, mais encore il est nuisible au point de vue du calorique. Il ne donne qu'une chaleur relative, il brûle par ses rayons sombres les enfants qui sont placés auprès de lui, tandis que les autres, éloignés de ce foyer, restent sans chaleur et ont presque froid. Ce poêle est constamment porté au rouge ; il est gorgé de combustible à chaque instant, et ce bois, ce charbon de terre ou ce coke le rendent nuisible ; par ses parois rougies au blanc il dessèche l'air, soit en décomposant la valeur d'eau ambiante de la salle, soit en portant l'atmosphère à une température élevée, en lui enlevant en outre son degré de saturation hygrométrique salutaire ; il laisse librement dégager l'oxyde de carbone, soit en le laissant transsuder du foyer, soit en le fabriquant en décomposant l'oxygène de l'air sur le carbone de la fonte ; il est nuisible enfin par les mauvaises odeurs qui se dégagent sans cesse de son foyer. Il en est à peu près de même pour les poêles en fonte émaillée. A ces causes multiples d'insalubrité, il faut ajouter également les dangers trop nombreux de brûlures, de feu communiqué aux vêtements flottants des enfants, et autres accidents qui se rencontrent journellement par défaut de simple prévoyance. Porté rapidement à une température élevée, ce poêle s'éteint brusquement au moindre arrêt dans l'entretien du combustible et le froid se fait sentir d'une façon subite ; sans transition, les enfants entrent de la rue dans un endroit surchauffé et ce passage ne s'effectue pas sans provoquer par la suite des malaises ; les vertiges, les nausées, les épistaxis, les syncopes en sont trop souvent la preuve ; l'humidité, la boue, la neige fondue apportée aux sabots, la terre mouillée forment dans ce milieu chaud et restreint, une buée malsaine et préjudiciable à la délicatesse et à la fragilité des poumons de l'enfant, organes presque toujours irrités à cet âge, et en fin de compte, le chaud en été, le froid en hiver, l'un et l'autre toujours funestes, n'ont d'autre résultat que de provoquer des indispositions, parfois des affections plus graves, chez l'écolier qui est soumis à l'action d'un tel régime.

A un tel bâtiment scolaire correspond en tous points le mobilier qui le garnit ; de longues tables trop hautes pour les petits enfants, trop basses pour les élèves âgés, des bancs égaux pour tous sans distinction de taille, provoquent de bonne heure et en peu de temps un maintien anormal, une viciation du thorax et des membres, une attitude défectueuse au plus haut point.

Trop éloigné de la table sur laquelle il lit ou écrit, assis sur le rebord du banc, le plus souvent sur une seule fesse, à peine en équilibre, l'enfant se couche, se penche, s'affale sur son pupitre pour pouvoir soutenir le poids de son corps ; dans cette inclinaison forcée en avant, dans cette posture arc-boutée, les épaules s'exhaussent, se déjettent en arrière, la tête s'enfonce entre les omoplates, les muscles de l'abdomen compriment les organes du ventre et, de ce fait, la respiration normale est compromise, la circulation sanguine se trouve entravée par cette diminution du champ respiratoire ;

des déformations osseuses et musculaires, des dévia-
tions de la colonne vertébrale (Scoliose, Cyphose, Lor-
dose) sont les résultats constants de cette désastreuse
coutume, de l'usage exclusif de ces tables et de ces
bancs primitifs, que l'on rencontre encore dans presque
toutes les écoles de village. Le cou, la tête, les mains,
les yeux participent à ces défauts d'attitude régulière,
de même qu'il n'est pas rare de rencontrer une gène
marquée dana les membres inférieurs par suite du
manque de points d'appui convenables sur le sol ; trop
haut ou trop bas l'enfant ne repose pas sur ses jambes
ou les laisse reposer à faux sur le plancher ; il se trouve
constamment en une situation pénible, et souvent dans
ses membres inférieurs la circulation sanguine se
trouve altérée et ralentie ; fatigué rapidement dans cette
position, ne pouvant s'appuyer contre un dossier
absent ou contre les tables voisines trop éloignées,
l'enfant est forcé de s'affaisser sur lui-même pour dé-
gourdir ses membres endoloris ou de se redresser fortement en provoquant une ensellure lombaire.

Un mobilier scolaire neuf, conforme aux modèles
réglementaires coûte fort cher, et au village on n'est
pas disposé de faire d'aussi grosses dépenses ; c'est le
vieux mobilier branlant, ce sont les vieux bancs fixes
et les anciennes tables à dix ou vingt places qui servent
toujours ; on répare, on racommode, on remplace les
planches trop vermoulues, mais le fond persiste. Dans
ce bois, dans ces fissures, dans ces interstices innombrables, dans ce matériel usé s'infiltrent les poussières,
les moisissures, les déchets de nourriture apportée à

l'école ; les germes pathogènes, les bacilles les plus dangereux, les streptocoques divers peuvent s'y cantonner facilement, et comme aucunes mesures de nettoyage sérieux ne sont apportées à ces meubles, le contage peut s'y effectuer avec rapidité. Par les livres, par les cahiers, par les images rapportés du lit d'un enfant malade et placés dans un casier ou un tiroir de la table, la contagion se répand, se propage et sans causes apparentes on voit éclater une épidémie ; ces livres contagieux peuvent même séjourner pendant un temps plus ou moins long dans un coin de la classe, dans une armoire, dans une case quelconque et un beau jour, par suite de leur manipulation nouvelle par un écolier arrivé récemment à l'école, l'infecter et servir de véhicule à la scarlatine, à la variole, à la rougeole ou à toute autre affection contagieuse prise sur le lit du premier enfant atteint. Les cartes murales, les globes terrestres, les tableaux noirs, les tuyaux et les fils de fer du poêle, les torchons couverts de craie, les divers modèles d'écriture appendus aux murs, les différentes lithographies scolaires, etc., etc., sont autant de nids à microbes, à poussières, à germes infectieux ; sur ces aspérités nombreuses répandues de toutes parts ces germes s'accumulent, s'installent et n'attendent que l'occasion favorable pour évoluer dans l'organisme délicat et affaibli de l'enfant.

Le travail de la classe est interrompu par une récréation ; or, si l'écolier va parfois respirer l'air de la rue ou de la place publique pendant ce court espace de temps, le plus souvent c'est dans la cour même de

l'école que se passe ce délassement corporel et
cérébral.

Cette cour qui, au point de vue de l'hygiène devrait
être vaste, appropriée aux ébats des enfants, largement
aérée et éclairée, n'est presque toujours qu'une dépen-
dance de la voie publique ou de la place commune. La
pluie, la neige, la glace y forment en hiver de vastes
flaques humides et boueuses que vient encore alimenter
une mare ou une fontaine ou un puits sans margelle
avec ses baquets remplis d'eau de réserve ; les émanations des fermes ou des maisons voisines, les fumiers,
les purins, les eaux ménagères y déversent leurs
exhalaisons malsaines avec de nombreux liquides ; les
sables fins, les graviers, les poussières légères soule-
vées par les temps secs, dispersées par les vents sont
autant des causes d'accidents pour les yeux des enfants,
et les courants d'air inévitables rendent cette cour
défectueuse. Les mêmes défectuosités se rencontrent
pendant la belle saison ; les arbres de taille moyenne
qui seraient un abri contre les rayons trop ardents du
soleil sont remplacés par des peupliers, des chênes, des
trembles, des espèces à haute futaie dont la stature
offre un danger permanent en temps d'orage, dont
l'ombrage trop dense peut donner un ombrage trop
froid, dont la chûte abondante des feuilles est encore
une cause d'humidité et de boue continuelles ; trop
souvent ce sont des arbustes dangereux que l'on trouve
dans cette cour et la belladone, la digitale, la stramoine
et autres plantes vénéneuses attirant l'enfant par la
beauté de leurs fruits s'y rencontrent avec trop de fré-

quence. Au lieu d'être un endroit de récréation cette cour devient un centre d'accidents ; c'est contre un pan de mur voisin, c'est contre la maison d'école même ou sous ses gouttières que l'enfant est obligé de venir se garantir de la pluie ; c'est dans des mares d'eaux stagnantes qu'il piétine, ou c'est sous un bucher, dans un hangar, sous un appentis quelconque qu'il s'abrite et c'est dans un courant d'air violent qu'il est forcé de rafraîchir son corps échauffé ; il ne retire de ce repos passager, hiver comme été, qu'un rhume, qu'une bronchite ou qu'une affection du larynx. Si parfois un préau couvert offre un abri en cas de mauvais temps, ce sera le plus souvent une grange déserte, une écurie délaissée, une cahute quelconque qui servira de refuge et là l'enfant sera encore plus exposé aux rigueurs des intempéries qu'en plein air, soit à cause des courants directs ou indirects qui s'y croisent, soit à cause de l'humidité ou de l'air vicié que l'on y rencontre.

A quelque pas des puits et de l'école, attenant souvent même à l'école, se trouvent les latrines. Ces cabinets d'aisances sont dangereux, défectueux, sales et immoraux. Plus qu'ailleurs les latrines d'une école devraient être salubres et par suite de l'incurie et de l'imprévoyance des municipalités, elles sont partout un foyer d'émanations malsaines, un foyer d'infection. Aux abords de l'école la fosse est creusée, au ras du sol ; nul béton, nul ciment, nulle maçonnerie intérieure ne s'oppose à l'infiltration des matières fécales et urinaires ; nul tirage d'appel ne sert à la ventilation, nulle désinfection, même sommaire n'est employée ; les matières s'accumulent en peu de temps, l'urine déborde, se répand sur le sol d'alentour, ainsi que les matières fécales ; de cette fosse ouverte à l'air libre les gaz se dégagent sans cesse et ces miasmes putrides peuvent amener à la longue une sorte de méphitisme chronique chez les écoliers qui sont plus susceptibles que tout autre de ressentir les émanations nuisibles, qui sont plus aptes à subir les effets des germes contagieux entraînés au dehors des fosses. Non seulement l'air ambiant qui entoure les latrines est constamment imprégné de ces mauvaises odeurs, de ces miasmes issus des matières excrémentitielles, mais encore le sol, les bâtiments, la classe elle-même en reçoivent les exhalaisons comme le prouve la coloration noirâtre des peintures blanches. Si la fosse est mobile, il est rare qu'elle soit étanche, qu'elle soit vidée régulièrement, et il se passe encore de longues semaines avant que cette opération s'accomplisse, alors qu'elle est de toute nécessité ; on attend, on remet au lendemain et pendant ces atermoiements les matières s'écoulent de tous côtés en formant partout des flaques empuantées. Malgré la séparation des cabinets en deux cases destinées aux filles et aux garçons, pendant les récréations, avant ou après les classes, de fâcheux contacts existent ; la perversité de l'enfance est plus grande dans les villages que dans les villes et cette promiscuité quotidienne des latrines, le manque de surveillance qui existe inévitablement avec un grand nombre d'élèves, sont encore une source de perversion physique et morale ajoutée aux autres.

C'est dans ce milieu malsain que les enfants attendront la rentrée de la classe, c'est là qu'ils iront respirer l'*air pur*; c'est là que se passeront les récréations et les exercices corporels, jeux ou gymnastique élémentaire; c'est dans la boue ou la neige en hiver, c'est sur une terre surchauffée, chargée de poussières en été, exposée en tout temps aux émanations malsaines, aux courants d'air et aux changements brusques de température qu'ils se livreront aux amusements et aux plaisirs de leur âge après la fermeture de la classe du soir.

Si, comme je le disais au début, quelques grands centres ont depuis peu d'années des maisons scolaires saines et hygiéniques, la plupart des villages sont encore pourvus de ces écoles insalubres; toutes pèchent sur l'ensemble de leur installation, soit par le mobilier, soit par les locaux de la classe même, soit par ses annexes et on peut affirmer que la maison d'école modèle, *saine* dans tout son ensemble, n'existe pas au village. Dans ces conditions déplorables où va vivre l'enfant pendant les huit années de sa fréquentation scolaire obligatoire, il est malheureusement trop certain qu'il sera exposé à une contagion fréquente, à une contamination perpétuelle; son être faible, en pleine action évolutrice, sera sujet, plus que tout autre, à une réceptivité spéciale, et cette réceptivité sera d'autant plus aisée que l'enfant présentera un terrain plus favorable, et préparé de plus longue date par son manque d'hygiène personnelle : pendant des heures entières son organisme sera exposé aux atteintes d'un.

air humide, vicié dans sa composition, chargé d'émanations nuisibles, tenant parfois en suspension des agents morbides et contagieux au premier chef ; c'est dans cette classe où il n'a même pas à sa disposition un champ respiratoire suffisant qu'il absorbera les contages multiples venus du dehors ou contenus dans les poussières ambiantes ; par suite d'une promiscuité forcée par l'exiguité même de cette salle d'études, des contacts permanents communiqueront des affections parasitaires, cutanées ou autres, et en fin de compte, cette école qui devrait être un milieu sain, par excellence, devient un foyer épidémique, un centre de contagion par suite du manque absolu d'hygiène qui y réside, par suite du manque de direction convenable et continue qui pourrait mettre à l'abri de toutes chances d'infection ou de transmission morbides les jeunes enfants ; car il n'y a pas de maladies scolaires proprement dites, il n'y a que des maladies propagées à l'école et par l'école, maladies très souvent graves qui seraient évitées si des mesures d'hygiène rigoureuses et absolues étaient régulièrement et judicieusement prises en temps opportun.

V

On vient de voir l'école, voyons maintenant l'écolier.

Il ne suffit pas, pour qu'un enfant soit propre, qu'il ait le visage et les mains débarbouillés ; or, cette minime partie du corps mise à nu est rarement dans un état de propreté absolue. L'enfant du village est *hydrophobe* dans le sens strict du mot ; il a peur du contact de l'eau, et c'est le plus souvent un linge sec, plus ou moins maculé qu'il passe sur son visage avant d'aller à l'école du matin. Si parfois le dimanche et les jours fériés les ablutions sont moins sommaires, pendant le reste du temps elles sont considérées comme étant inutiles et superflues ; en hiver, l'écolier se lève tard, il s'habille à la hâte, mange un morceau de pain sec et il n'a pas le temps de se laver la figure ni les mains ; avec son tablier ou sa blouse il essuie en chemin les traces trop apparentes de malpropreté et tout est dit ; en été, la sueur fait office d'eau chaude, et la chemise ouverte sert de serviette. La crasse, les poussières collées sur le visage, la sueur, les mucosités nasales, les gerçures, l'acné, les excoriations qui en résultent irritent la peau ; la chevelure portée abondante et mal coupée est aussi sale que le visage, et toute cette crasse s'y accumule : en dehors des poux, hôtes indispensables de la santé de l'enfant, les corps étrangers, les débris et détritus réduits en poudre, les sécrétions, les productions furfuracées du cuir chevelu, les contusions répétées altèrent et irritent le bulbe capillaire et, dans cette tête embroussaillée, vierge de tout peigne et de toute lotion, ne va pas tarder à éclore et à évoluer toute une série d'affections spéciales que le manque de soins de propreté et la promiscuité permanente vont augmenter en peu de jours. Les maladies parasitaires sont choses normales au village ; leur fréquence ne doit pas étonner. Aucuns soins de propreté ne sont pris, le bain partiel ou complet est inconnu, comme je l'ai déjà dit : l'enfant, fille ou garçon, ne se peigne pas, il conserve ses habitudes du berceau ; les cheveux longs et éparpillés sont huilés ou pommadés les jours de fêtes et dimanches sans que le peigne ou la brosse soit passé au préalable ; sous cette couche épaisse et gluante, les poux pullulent à l'infini, y déposent des lentes innombrables et se disséminent partout. Le tricophyton, parasite à l'état permanent chez le veau, contracté à l'étable, est apporté à l'école dans les plis des vêtements ; là, la contagion s'effectue de tout côté et devient le point de départ d'une épidémie de tricophytie ; c'est l'herpès vésiculeux, maculeux, squameux, qui se répand à la face, aux mains, sur le tronc, parfois même aux membres inférieurs ; c'est l'érythème tricophytique qui étend ses disques rouges sur la nuque, sur le dos, sur l'abdomen et qui devient le fléau des écoles de campagne. Non seulement par le contact, par la promiscuité, mais encore par l'intermédiaire de l'atmosphère ambiante, se dissémine la teigne faveuse, maladie sous le nom de laquelle on confondait autrefois toutes les autres affections cutanées ; les croûtes faveuses se dessèchent, et sous forme de poussières ténues englobant les spores contagieuses de l'achorion Schœnleinï elles se répandent partout ; à côté du cuir chevelu, les ongles, les doigts, les membres peuvent devenir le siège de ce favus et conserver pendant longtemps les traces souvent indélébiles de son passage. Sous les cheveux poissés et embrouillés de l'enfant se cache souvent la pelade, et ses débuts passent inaperçus ; par des échanges de bonnets, de casquettes, de peignes, d'épingles à cheveux, par contact du tête-à-tête, cette affection se propage et évolue insidieusement jusqu'au jour où les cheveux tombant en masse laissant de grandes places dénudées, marbrent le cuir chevelu de tous les enfants d'une même table ou d'un même banc, comme je l'ai observé dernièrement dans une école mixte.

Les poux de la tête ou du corps, parfois même du pubis, foisonnent sur les bancs scolaires et, en dehors de leurs inconvénients et de leur malpropreté, leur présence sur des épidermes mal nettoyés est une cause d'affections répugnantes, telles que le prurigo, l'impétigo et le pityriasis du cuir chevelu. Cette phtiriase qui persiste chez les grands enfants, qui existe chez presque tous les adultes de la chaumière est, en dehors des accidents secondaires qu'elle provoque, une cause constante de dépérissement, soit par les adénites qu'elle fait naître ou entretient, soit par les excoriations étendues qui résultent des démangeaisons et des grattages continuels, soit par suite des émanations malsaines et nauséabondes qu'elles répandent en viciant l'air respiré par les enfants placés l'un contre l'autre. A côté de ces affections pédiculaires, les dartres, l'eczéma impétigineux, l'ecthyma, les différentes maladies cutanées de l'enfance mal soignées et portées à un degré d'irritation très grande par suite du manque de propreté, par suite de pansements mal faits ou dus à l'empirisme, se rencontrent avec trop de fréquence à l'école ; contagieuses ou non elles répandent de mauvaises odeurs, disséminent dans l'air, sur les tables, sur les livres des poussières, des débris farineux, des squames, des parcelles de croûtes imprégnées de liquides sanieux qui viennent encore altérer davantage une atmosphère déjà trop insalubre.

Le sarcopte de la gale n'est pas rare à l'école et il peut y persister longtemps avant d'être détruit. Comme pour les autres parasites, c'est toujours la contagion qui est cause de cette dissémination et la malpropreté, l'échange de vêtements entre enfants, le manque de lavages sont les moyens les plus surs de sa propagation. Cette éruption scabieuse passe inaperçue au début ; les démangeaisons nocturnes ne se manifestent pas pendant la classe, rien n'éveille l'attention et ce n'est que lorsque elle est déjà ancienne, lorsque les complications d'eczéma, de papules, de squames, de vésicules, de pustules deviennent trop apparentes que l'on s'occupe d'isoler le malade et de le faire soigner ou de le soigner par des remèdes dus à l'empirisme campagnard ; avec ce système c'est la gale qui en peu de jours envahit la classe ; pendant les récréations les, mains des élèves se croisent, s'enlacent pendant un temps plus ou moins long ; ce sont des jeux qui occasionnent des contacts prolongés ; pendant la nuit ce sont deux frères, deux sœurs, parfois trois ou quatre enfants qui couchent ensemble ou avec des adultes de la ferme et qui, rentrés à l'école primaire, formeront, sans que l'on s'en aperçoive, deux, trois ou quatre petits foyers de contagion qui ne tarderont pas à se disperser sur tous les autres enfants.

A côté de ces affections, parasitaires ou non, il existe dans le milieu scolaire du village des maladies graves dont la transmissibilité rapide prend promptement un caractère épidémique, évolue localement d'abord, envahit en quelques jours les hameaux voisins, les villages environnants, frappant partout, sous tous les toits et pour lesquels les enfants sont surtout aptes à être les agents spéciaux de cette dissémination et de la propagation des germes infectieux. Telles sont la variole, la scarlatine, la rougeole, la diphtérie, l'érysipèle, les oreillons, l'ophtalmie purulente, la coqueluche, la syphilis.

Un dimanche, un jour de foire, ou de fête, un enfant va à la ville voisine ; là, pendant toute la journée il se promène, se trouve en contact avec de nombreux inconnus ; il erre de tous côtés, se fatigue, pénètre dans maints logis de parents ou d'amis, et la nuit venue couche avec l'un d'eux. Il reste un jour, deux jours dans cette maison souvent encombrée. Dans ce logis il y a eu peu de temps auparavant un cas de rougeole, de variole ou de scarlatine ; pendant la journée, l'écolier a été en contact avec le scarlatineux, le varioleux ou le morbilleux en pleine convalescence ou même guéri ; il a pu embrasser un enfant atteint de croup ou d'angine diphtérique et rentré au village, important avec lui des germes de variole, de rougeole ou de scarlatine, il retourne à l'école. Pendant quelques jours il couve sa maladie, tout en continuant sa fréquentation scolaire ; mal en train, déprimé par cette incubation, on met ce malaise sur le compte de la fatigue du voyage, sur le changement d'air, sur la paresse et lorsque, malade, on songe à lui faire garder le lit ou la chambre, il est trop tard, il a transmis sa maladie aux autres écoliers. Une rougeole, une diphtérie légère, une affection ourlienne méconnue, une scarlatine ou une variole discrètes peuvent être considérées par les parents comme un simple érythème, une légère adénite ou un herpès vulgaire et rester sans autres soins ; un frère, une sœur, un nourrisson au sevrage ou en garde, un jeune domestique sont atteints à leur tour et ces mêmes enfants, ne présentant pas encore les marques extérieures ou les traces de la maladie continuent à fréquenter l'école ou les autres enfants et véhiculent avec eux les germes morbides. C'est un enfant convalescent que l'on envoie à la campagne respirer le bon air et qui importe sa scarlatine au village ; c'est un morbilleux qui vient achever sa guérison et qui apporte, avec les restes de son catarrhe, la rougeole et contagionne les enfants de la maison, de celles d'à côté et le village ensuite.

Directes ou indirectes, primitives ou secondaires, ces maladies évoluent parfois chez les écoliers avec une intensité marquée, avec une rapidité effrayante et les causes multiples d'insalubrité de l'école ne sont pas sans influer d'une façon déplorable sur cette transmission. D'une part elles rencontrent l'organisme affaibli de l'enfant, terrain éminémment favorable et préparé de longue date à la réceptivité par la malpropreté, par la croissance, par les affections cutanées, par des suppurations intenses, et d'autre part elles tendent à se perpétuer et à s'enraciner à l'école par suite de la vétusté de l'habitation scolaire, par les moisissures, l'humidité, l'air vicié par les émanations des fumiers voisins, par les purins, par les flaques d'eau et les mares environnantes, causes diverses qui ne font que favoriser le développement et la virulence des miasmes pathogènes et des germes infectieux.

A côté de ces affections courantes qui deviennent banales par suite de leur fréquence au village, deux maladies graves se rencontrent trop souvent à l'école.

La syphilis et la tuberculose pulmonaire.

La syphilis n'est pas rare dans les milieux ruraux, en certaines contrées elle est même plus que fréquente. Soit qu'elle s'observe génitalement, c'est-à-dire transmise par le coït, soit qu'elle soit extra-génitale, c'est-à-dire contractée en dehors des rapports sexuels, elle n'en existe pas moins et si l'enfant échappe à l'hérido-syphilis, il ne tarde pas à l'acquérir accidentellement. Mère de famille, nourrice sèche ou nourrice au sein, infectée souvent sans le savoir, sans connaître ou soupçonner la gravité de l'affection de l'enfant qu'elle élève, ignorant même souvent son infection personnelle, d'un nourrisson elle passe à un autre, donne son sein sans transition à l'un ou à l'autre. Les soins minutieux de propreté n'existent pas chez elle ; sans soucis d'un bouton ou d'une érosion quelconque aux gencives ou aux lèvres, elle livre son sein ; elle le donne aussi bien à son propre enfant qu'à celui qu'elle élève, et après avoir nettoyé le premier nourrisson couvert de syphilides érosives répandues sur les muqueuses, aux plis fessiers, à la bouche, à la vulve ou au scrotum, elle fait la toilette du second, de l'enfant en garde ou au sevrage, sans même se laver ou s'essuyer les mains ; sans précautions aucunes elle promène ses doigts sur les gencives de l'enfant, examine et explore avec eux la bouche, le nez, la vulve, l'anus, parsemés de syphilides, et porte ensuite ces mêmes doigts chargés d'éléments contagieux sur la bouche ou sur les lèvres d'un autre enfant, ou sur ses propres muqueuses érodées le plus souvent. Le chancre qui apparaîtra un mois ou six semaines après, alors que l'on ne se souviendra plus des érosions labiales ou autres du début de la maladie de l'enfant, sera pris pour un bouton vulgaire, un peu plus gros, un peu plus dur que les autres boutons que l'on rencontre chaque jour et la nourrice n'y prêtera aucune attention ; la tétine du biberon est nettoyée quelquefois, mais sans précautions minutieuses, le plus souvent le nettoyage n'est qu'illusoire et l'agent spécifique persiste ; cette tétine même n'existe pas toujours, et on rencontre encore dans maintes chaumières des procédés autrement défectueux et bien plus contagieux ; la tétine est remplacée par un linge de

toile ou de coton, usé et frangeux, enroulé autour d'un
tube de plume ou de bois qui plonge dans le lait; c'est
au petit pot, à la cuillère, que l'on donne à boire à
l'enfant, c'est au goulot d'une fiole ou d'une bouteille
qu'on le fait téter, c'est l'éponge imbibée de lait que
l'on donne à sucer au jeune être ou que l'on fait
égoutter entre ses lèvres. Dans ces conditions, la contagion syphilitique est inévitable, car les autres enfants, nourrissons, enfants en garde ou enfants légi-
times, sont alimentés avec les mêmes ustensiles, sont
élevés avec les mêmes procédés et contractent tous la
vérole en faisant usage indistinctemeut de ces mêmes
appareils de lactation, qui sont toujours chargés de
principes contagieux. Le nourrisson en possession de
son chancre labial ou de ses syphilides buccales pha-
ryngiennes ou autres, souffre; il crie et on accuse la
dentition; pour calmer ces prétendues douleurs den-
taires, on frictionne les gencives, on les irrite et on
augmente l'étendue des surfaces érodées; avec un
chiffon enduit de miel, on badigeonne la bouche, la
gorge, les replis gengivaux, les bords de la langue et,
après s'en être servi, on laisse traîner ce chiffon, ce
pinceau, à la libre disposition des autres bébés, des
autres enfants; on donne un hochet, un morceau de
racine de guimauve ou de bois de réglisse à mâchonner
au petit syphilitique et ce morceau de bois, jamais
lavé ni nettoyé, farci de germes syphilitiques sera une
source d'accidents contagieux pour les autres enfants
de la maison et du voisinage, quand, petits ou grands,

ils s'en serviront pour le même usage ou pour leurs amusements.

Les autres enfants, ceux du deuxième âge ou ceux encore plus grands, en contact permanent avec les autres, sont également exposés à contracter l'affection et la contractent, de contage en contage, malheureusement avec trop de fréquence, par les objets contaminés qui traînent partout, par les ustensiles d'un usage journalier et servant à tout le monde; par les cuillers, par les fourchettes, par les verres à boire, par les gobelets ou les goulots des bouteilles, objets non essuyés après avoir servi aux syphilitiques, enfants ou adultes, présentant des accidents primitifs ou secondaires de la bouche ou de la langue, ils peuvent être infectés en dehors de la mère ou du sein nourricier; les restes de la nourriture absorbés par eux, mâchonnés, sucés et recouverts de mucosités, le fait de boire au goulot d'une bouteille, d'un verre ou d'une carafe, le fait de mordre dans un fruit ou dans un morceau de pain entamés par les dents et souillés par les lèvres d'un vérolé seront des moyens constants de contagion et peuvent bien souvent suffire à propager le mal vénérien, étant donné que tous les enfants des villages sont couverts d'érosions, d'écorchures, d'excoriations, de petites plaies ou de bobos à vif, tant aux lèvres qu'aux mains, tant au visage que sur le corps, sans parler de l'eczéma ou des dartres avec leurs surfaces toujours érodées qui offrent d'une façon permanente une porte largement ouverte à l'infection syphilitique. Toutes ces causes, puériles en apparence, abondent au village, et

c'est cette facilité épouvantable de contagion qui donne
une propagation aussi grande à la syphilis ; dans le
hameau, dans la chaumière, à l'encontre de ce qui se
passe dans les habitations des villes, tout est en communauté ; tout ou presque tout est dans une promiscuité malsaine et dangereuse ; les veillées, les travaux
en commun, les ouvrages journaliers rassemblent une,
deux, trois familles sous le même toit, et dans une
chambre basse, étroite et confinée, se tiennent parfois,
en hiver, huit ou dix enfants fréquentant l'école ou en
bas âge, livrés à eux-mêmes et nullement surveillés ;
dans les milieux de bûcherons, dans les milieux de
manouvriers ou de travailleurs en chambre vivant
presque continuellement en commun, si l'un est syphilitique de date récente, les autres ont grande chance
d'être infectés à bref délai ; tout est mêlé, tout est à la
portée de tous, on mange les uns avec les autres, on
boit à la cruche commune, la même fourchette, la
même cuillère sert à plusieurs enfants, à plusieurs
adultes, passe de main en main, de lèvres en lèvres ;
les mêmes jouets, les mêmes joujoux primitifs si souvent portés à la bouche ou aux lèvres, les hochets, les
tétines servant à plusieurs bébés, les linges, les torchons essuyant le corps de l'enfant sali par les matières
fécales ou autres, vont des syphylides de l'un aux
muqueuses encore saines des autres et disséminent
ainsi l'affection vénérienne.

En dehors de cette syphilis contractée sous le toit
paternel ou nourricier, de trop nombreux cas d'infection et de contagion réciproque vont se rencontrer à

l'école primaire. Là l'enfant aura autant de chances de contracter le mal que dans sa chaumière. Si tout est commun chez le paysan, si tout se prête et se passe de mains en mains, la communauté est encore plus grande sur les bancs de l'école ; les porte-plumes, les plumes, les crayons, les gommes à effacer, les ardoises, les éponges, la craie, les cahiers, les livres, les règles, tout se prête, tout se passe de l'un à l'autre. Si un gamin a une plaque muqueuse à la bouche ou aux lèvres, il y a beaucoup de probabilités pour voir en peu de temps les autres enfants être atteints de chancre infectant. On laisse prendre dans les écoles des habitudes désastreuses, des coutumes malpropres et peu en rapport avec ce qui devrait être enseigné ; les porte-plume, les crayons sont continuellement mâchés, mâchonnés, déchiquetés ; les gommes passent comme les crayons et les porte-plumes, de bouche en bouche ; les taches d'encre sont léchées sur les cahiers, sur les livres qui sont entre les mains de plusieurs enfants ; on mâchonne de la mie de pain, du caoutchouc, du papier, des morceaux de bois, des bâtons de sucre noir ou de réglisse, et quand l'un est fatigué d'avoir mâché trop longtemps, il confie son papier, son crayon ou son caoutchouc à un camarade qui continue l'opération ; les règles tenues entre les lèvres ou les dents, en contact permanent avec les commissures labiales sont en communauté pour toute une tablée ; les livres se tiennent entre les lèvres, s'appuient contre la bouche, se déchirent, se mordillent à belles dents ; les jouets ou tous les objets susceptibles de le devenir, circulent pendant la classe ou la récréation de table en table, de main en main ; les billes sont cachées dans la bouche, les sifflets en bois où en étain servent à tour de rôle à tous les enfants, ainsi que les trompettes, les fluteaux ou les nombreuses pratiques ; les ficelles des toupies sont lissées à tout moment entre les lèvres de dix ou vingt enfants et il en est de même de cent autres objets de travail ou d'amusement.

Avec de tels contacts permanents, à l'école ou au logis, comment éviter une contagion !

Au village, dès qu'un enfant est malade il n'est pas immédiatement retiré de l'école et pendant le temps qu'il y séjourne encore il est suffisamment actif pour propager son mal. Atteint d'un chancre infectant, il persiste à rester sur les bancs scolaires et il ne se décide à rester chez lui que lorsque les accidents secondaires l'ont mis dans un état grave, lorsque la fièvre syphilitique le terrasse. Ce chancre est pris pour un simple bouton, pour une simple écorchure ; ces bobos aux lèvres, cette amygdalite, ces excoriations, ces taches rosées ne suffisent pas toujours pour le faire rester au logis et c'est par habitude qu'il va à l'école, c'est de gaieté de cœur que ses parents l'y envoient et que l'instituteur l'y reçoit ; ces syphilides, ces érosions, ces plaques muqueuses sont aux yeux de tous l'éternel eczéma, les inévitables humeurs dues au froid ou au chaud, au printemps ou à l'automne ; les plaies ulcérées, les papules maculeuses ou hypertrophiques sont occasionnées, pour les mères et commères, par les changements de saison, par l'été ou l'hiver ; les érythèmes sont provoqués par les puces, les punaises, les poux, les moustiques et autres hôtes de la chaumière, et pendant le temps perdu à discourir, à attendre *pour voir ce que cela deviendra*, la vérole marche, marche toujours, évolue à. pas de géant jusqu'au moment où apparaît l'évidence, où il faut se soigner et faire soigner les autres, grands ou petits, atteints par la contagion. La promiscuité des latrines, le mélange des enfants des deux sexes dans les écoles mixtes, sont également la cause d'infection génitale possible, surtout à la sortie de l'école, après la classe du soir, pendant les jours rapidement obscurcis de l'hiver, car le petit paysan initié dès le jeune âge par tout ce qui l'entoure n'est plus novice quand il fréquente l'école et il n'attend pas l'âge pubère pour pratiquer ou essayer de pratiquer des attouchements ou des manœuvres quelconques, comme il l'a déjà vu faire à la ferme, à l'écurie ou à l'étable par les grands, par ses parents ou par les animaux.

On voit donc combien terrible peut être la contagion syphilitique à l'école communale du village et combien graves seront les conséquences sociales qui résulteront de cette contamination par suite de l'incurie et de l'ignorance des parents et par suite des habitudes malsaines, malpropres et antihygiéniques au plus haut point prises et conservées par les enfants. C'est contre cette contagion qu'il faut lutter chaque jour, car non seulement l'écolier infecté devient lui-même un être amoindri et vicié dans son essence mais encore il apporte un germe puissant dans l'abâtardissement de sa progéniture et se trouve être par ce fait la cause directe d'une source intarissable de déchéances organiques.

« Il est rare que les enfants qui fréquentent l'école primaire aient une tuberculose dangereuse pour leurs camarades ; de six à dix ans, et même de six à dix-sept ans, la tuberculose est peu commune surtout chez les enfants qui ne crachent pas ou qui crachent peu. » (professeur Grancher).

Si cette tuberculose est rare dans les écoles primaires des villes elle ne l'est pas au village et non seulement c'est l'enfant qui est atteint, mais encore et surtout c'est l'instituteur qui trop souvent est le facteur direct de la dissémination du bacille de Koch. Le nombre d'instituteurs (laïques ou religieux) tuberculeux est grand et leur présence seule est pernicieuse dans le milieu scolaire ; pendant de longs mois, pendant deux ou trois années mêmes, un maître peut être affecté de phtisie pulmonaire, sans interrompre pour cela son labeur et son enseignement quotidiens ; il tousse, il crache et ces crachats jetés çà et là sur le plancher, sur les dalles, dans un crachoir rempli de sciures, de sable, de cendres ou de son se dessèchent, se réduisent en fine poussière et répandent dans l'air ambiant leur principe infectieux ; dans les intertices du plancher de bois, sur ce plancher même, entre les joints des dalles ou du carrelage, dans les fissures des tables, des bancs, des portes, des fenêtres, dans les crevasses des murailles, des solives, du plafond, dans tous les coins et les recoins humides et garnis de moisissures, s'insinue et se cantonne le bacille de la tuberculose ; il se mélange aux autres débris de poussières et au premier balayage, au moindre courant d'air il se trouve entraîné dans l'atmosphère ambiante ; il circule librement dans l'air et peut être à chaque instant absorbé par les enfants, trouvant chez ces derniers un lieu d'élection, un terrain de culture favorablement disposé par des rhumes persistants, par des bronchites permanentes, par la coqueluche, par des voies respiratoires toujours en état d'irritation prolongée, par des amygdales ou des ganglions enflammés, aptes au plus haut point à une réceptivité plus immédiate. Là, le bacille de Koch évolue et cette évolution sera d'autant plus rapide que l'être atteint sera plus faible, plus délabré, plus chétif ; s'il n'évolue pas immédiatement, s'il reste pendant un temps plus ou moins long à l'*état latent*, s'il attend une occasion favorable pour devenir actif cette occasion ne tardera pas à se montrer lorsque l'enfant, alors adolescent et pubère sortira de l'école, c'est-à-dire vers l'âge de quatorze ans Mal nourri, vivant sans prendre de précautions d'aucune sorte, surchargé de travail et de fatigue, délabré par des excès vénériens ou une masturbation intempestive, il ne pourra offrir alors une résistance assez forte à l'évolution bacillaire ; la tuberculose, ancrée dès l'école, apparait, évolue et envahit l'organisme, elle marche rapidement, franchit à pas de géant les périodes de désorganisations et aboutit à une mort, à brève échéance. Si cette tuberculose est rare à l'école des villes, elle est trop fréquente chez les adolescents qui sortent à peine des bancs de l'école et les phtisiques de quinze ans, de seize ans abondent au village et leur nombre va toujours en augmentant.

Confiné à l'état latent pendant un temps plus ou moins long le bacille de Koch n'attend pour se montrer actif que le moment favorable à son développement et ce moment, il le trouve favorablement dans l'organisme affaibli de l'enfant de quinze ans ; infecté à l'école, l'adolescent soumis à un travail physiologique dû à la croissance est plus qu'un autre sujet à voir évoluer le germe contagieux et-tout incite autour de lui à cette évolution. Sans transition aucune, du jour au lendemain, l'enfant quitte les bancs scolaires pour vivre de la vie commune ; à treize ans, à quatorze ans, à cet âge ingrat et fragile où la plus légère des indispositions peut se transformer parfois en une affection grave, parfois mortelle, il est arraché à ce milieu d'école, il quitte ses jeux, il s'évade malgré lui de sa paresse habituelle, de son *rien faire journalier* pour travailler au logis, pour garder les bestiaux, pour aller aux champs, pour apprendre le dur métier de la culture ; dépaysé au moral comme au physique, obligé de supporter brusquement les labeurs de chaque instant, de subir les intempéries, d'être aux prises avec des peines corporelles jusqu'alors inconnues pour lui, mal ou insuffisamment nourri, il va offrir un affaiblissement général de son être, il va amoindrir encore davantage ses forces de résistance et sous l'influence d'un rhume prolongé, d'une bronchite légère renaissant au moindre changement de température, d'une pleurésie ou d'une congestion pulmonaire, le *bacille de la tuberculose qu'il a con'racté à l'école évolue* et sur ce terrain préparé de longue date, dès l'époque de sa fréquentation scolaire, il exerce ses ravages, ravages qui seront encore plus terribles et plus prompts si l'enfant est un syphilitique infecté d'une façon congénitale ou accidentellement pendant sa première ou sa seconde enfance.

Enfin, à côté de ces nombreuses maladies contractées à l'école primaire qui altèrent parfois d'une façon trop sérieuse la santé de l'enfant ; il faut ranger l'état défectueux dans lequel se trouve placée la fillette à l'époque de l'apparition première de ses règles ou de ses époques menstruelles.

Au village, la fillette qui va à l'école mixte ou la jeune fille de quatorze ou quinze ans qui poursuit ses travaux scolaires dans une école à sexe séparé se trouve fréquemment réglée pendant ce laps de temps. C'est entre douze et seize ans que cette menstruation apparaît d'une façon générale, mais il n'est pas rare de voir chez certaines filles fortes, robustes, sanguines ou nerveuses, cette apparition avant l'âge de douze ans. Cette formation et les périodes catéméniales qui suivent ont besoin de précautions, de soins hygiéniques spéciaux et la jeune fille, encore enfant, qui se trouve réglée pour la première fois ne peut trouver dans son séjour à l'école le calme, le repos, la propreté même dont elle a besoin. Assise sur un banc, immobile pendant toute la durée de la classe, exposée aux courants d'air, aux brusqueries du chaud ou du froid, souillée, mouillée par le flux menstruel, du matin au soir elle reste dans cette situation déplorable sans être protégée par des linges spéciaux, sans pouvoir se changer, sans pouvoir prendre des soins de propreté indispensables ; la chemise, les jupons s'imbibent peu à peu de sang, de mucus vaginal et ces liquides souvent très abondants chez ces fillettes forment des plaques humides, sèchent sur place et ne tardent pas à amener en peu de temps de l'irritation des organes génitaux externes, des érosions, de l'intertrigo, des suintements fétides que le manque d'hygiène et de lavages entretiendront par la suite dans un état permanent d'inflammation. S'il est des gamines qui ont l'heureux privilège d'être réglées sans secousses aucunes, d'emblée comme on pourrait le dire, il en est d'autres, au contraire, qui demandent des attentions délicates, des soins méticuleux, une surveillance minutieuse et constante ; ce n'est pas à l'école mixte, sous la surveillance d'un instituteur, exposées aux jeux turbulents, aux immobilités de la classe, aux courants d'air, au froid, à l'humidité, à la promiscuité malsaine, aux attouchements fréquents, qu'elles trouveront des conditions favorables et hygiéniques à l'évolution de cette fonction physiologique, et, le plus souvent, elles ne retireront de ces manques de soins spéciaux que des prédispositions fâcheuses, pour l'avenir, que des causes d'anémie, de faiblesse, de perversion sexuelle, d'indispositions prolongées et d'appauvrissement général de l'organisme.

On voit donc, par les données nombreuses qui précèdent, que l'enfant, au berceau, à la chaumière ou à l'école, n'est pas, dans nos villages, dans les conditions normales d'une existence et d'une éducation hygiénique qui lui seraient nécessaires.

Ce sont à ces causes, encore trop profondément ancrées dans les milieux ruraux, qu'il faut attribuer la plus importante raison de l'amoindrissement physique et moral des habitants des campagnes et ce sont ces coutumes arriérées qu'il est de toute nécessité de combattre par tous les moyens possibles, en donnant surtout au paysan l'instruction qui lui manque.

La vérité doit remplacer les ténèbres.

VI

A côté de cette mortalité infantile qui décime les jeunes générations du village, à côté de ces maladies nombreuses qui viennent chaque jour influencer d'une façon si fâcheuse l'évolution normale de ces jeunes êtres, il faut placer comme cause néfaste de la dépopulation cet amoindrissement continuel de la natalité, qui, chaque année, réduit d'une manière considérable le chiffre déjà si restreint des habitants des campagnes.

Le village se dépeuple d'une façon inquiétante pour l'avenir de notre pays : la difficulté toujours croissante de vivre du produit de la terre seule, les impôts écrasants dont l'augmentation est continuelle, le dégoût du travail manuel, les causes multiples qui attirent de plus en plus le jeune paysan dans les villes, qui le forcent à délaisser pour toujours la chaumière paternelle, n'ont d'autre effet que de rendre les milieux ruraux plus déserts. Ce n'est pas tout. De nos jours, *on ne fait plus d'enfants au village* comme il y a un siècle ; la famille, qui autrefois comptait huit ou dix rejetons autour de la vaste miche de pain bis, n'existe plus aujourd'hui ; le paysan actuel trouve que trois ou quatre enfants deviendraient une charge trop onéreuse pour lui et on se contente d'un seul enfant à la chaumière, quand ce n'est pas la stérilité voulue qui fait place aux joyeux ébats de la marmaille des temps passés. L'avarice du paysan, son égoïsme brutal, son insatiable convoitise même avant d'arriver à l'âge adulte, ses idées mesquines de grandeur apparente, son manque d'instruction, ses idées routinières sont les principaux motifs de cette abstinence volontaire de procréation. Si dans la classe pauvre, et misérable même, des travailleurs des champs, des journaliers, des manœuvres du labour, les enfants sont relativement nombreux, dans la classe aisée, au contraire, on a un enfant, deux quelquefois, trois rarement ; la progéniture nombreuse est le seul apanage des déshérités de la fortune. C'est le contraire qui devrait exister. Le malheureux a beaucoup d'enfants parce qu'il compte que ceux-ci l'aideront dans son travail et qu'un jour ils pourront lui donner le morceau de pain de ses vieux ans ; sa famille nombreuse est sa ressource pour ses vieux jours, tant faible puisse-t-elle être ; dans la classe aisée, c'est la richesse complète que l'on veut pour cet unique enfant, et un jour cet enfant, déjà aisé ou riche par lui-même en terre et en argent, se marie avec une fille également unique, riche de son côté ; ces unions, souvent convoitées dès la naissance, ne se font nullement sous les rapports de l'âge, de la santé ou des convenances des conjoints ; ce sont deux grands champs, ce sont deux landes de terre voisines, ce sont deux fermages importants que l'on réunit en une seule pièce par le mariage des deux propriétaires ; c'est une ferme que l'on agrandit, ce sont des prairies mitoyennes que l'on rassemble en un seul lot, des terres labourables éparpillées que l'on agglomère ; ce ne sont que des intérêts qui s'unissent et non des êtres humains. Pour éviter tout partage intempestif provoqué par la mort prématurée d'un des deux époux, pour éviter une reddition de biens, on a immédiatement un enfant, un seul enfant, qui devient le complément indispensable des pièces notariées, et c'est tout. Trop d'enfants dans ce ménage réduiraient à une part trop congrue le futur héritage paternel ; le patrimoine serait trop amoindri ; dès le berceau, on rêve à des alliances futures, à des possessions d'immenses terrains et l'arrivée d'autres héritiers détruirait ces illusions ; deux enfants appauvrissent, trois ou quatre ruinent toute espérance et on a recours à l'avortement !

C'est donc volontairement qu'au village on réduit le nombre des enfants. Comme je viens de le dire, quand *l'intérêt n'impose pas*, une grossesse immédiate, quand cette grossesse n'a pas été provoquée même en vue d'un mariage forcé, on remet à plus tard la conception. On emploie tous les moyens possibles pour éviter la maternité ; les fraudes, les tricheries, les vols conjugaux, les rapports incomplets sont considérés comme choses naturelles ; l'homme assouvit sa passion ailleurs et la femme évite de son côté tout rapprochement susceptible de la rendre grosse. Tout retard dans l'apparition des règles est suspect et se trouve immédiatement enrayé par des herbages à la portée de toutes les femmes ou commères ; des marches forcées, des travaux pénibles, des boissons alcooliques, des manipulations osées de matrones ou de rebouteuses préviennent cette grossesse appréhendée, on ne craint pas d'avoir recours à des manœuvres criminelles et la jeune femme ne retire de ces tentatives coupables qu'une prédisposition fatale à une déchéance organique.

A côté de cette stérilité provisoire ou absolue existe un autre mode de créer un foyer familial. Le jeune ménage, après quelque temps de mariage a en enfant ; on s'en tient là. Si cet enfant meurt, et il y a de grandes chances pour cela avec les soins dérisoires qu'on lui prodigue, on en a un second ; si celui-ci vient également à mourir on en fait un troisième ; c'est un remplacement successif, tel un bestial à l'étable, et il arrive souvent que dans une famille riche ou aisée, lorsque ce dernier enfant vient à disparaître dans un âge assez avancé, tout espoir de paternité devient illusoire et la ferme reste vide ; on regrette alors le temps perdu, les tricheries, les fraudes, les vols conjugaux, on déplore de ne pas avoir eu d'autres enfants, on envie le sort des malheureux, mais il est trop tard ; le paysan rapace est puni dans son égoïsme et de l'être qu'il voulait seul et unique pour le faire plus riche que les autres, pour qui il ambitionnait une alliance quelconque pourvu qu'elle soit fortunée il ne reste plus qu'une tombe...

Autrefois, dans une famille de paysans un fils ou une fille de plus, loin d'amoindrir la fortune paternelle était au contraire une ressource précieuse et un véritable trésor pour le cultivateur. On n'en était pas plus pauvre pour cela, car alors on travaillait cette terre qu'on délaisse aujourd'hui ; plus on trouvait de bras robustes à la ferme ou à la chaumière, mieux était

labouré le champs des ancêtres ; point n'était besoin
d'avoir recours à des domestiques ou à des journaliers,
c'était pour soi que l'on travaillait, et plus tard les
gendres, les brus et leurs nombreux enfants, tous
vivant sur le même fermage, étaient là pour entourer
de prévenances et de dévouement l'aïeul infirme ou le
père septuagénaire quand les ans le condamnaient à
un repos mérité. En famille on naissait, en famille on
vivait, en famille on mourait ; de cette vie commune
surgissaient des exemples sains, des mœurs honnêtes,
des organismes robustes ; c'était une hérédité pure de
tout contage qui en découlait et en cas de déchéance
rare et accidentelle, l'atavisme était là pour ramener à
son essence primitive la progéniture momentanément
viciée.

Autrefois les chaumières n'étaient pas vides, la popu-
lation rurale était à son maximum d'intensité ; aujour-
d'hui le vide se fait dans tous les villages ; pour une
commune qui comprend un léger relèvement d'habitants, mille sont en décroissance considérable et cette
dépopulation s'accroit sans cesse. L'exode vers les
villes est une cause de cet amoindrissement rural, mais
elle n'est pas la seule ; les maladies nombreuses déciment les villages, l'alcoolisme, la syphilis, la tuberculose, les affections dues à une alimentation désastreuse détruisent et ruinent la virilité et la robustesse
du paysan moderne ; chétif et malingre dès l'enfance,
surmené par un labeur incessant, vicié par sa débauche
hâtive, il dégénère de jour en jour, il abâtardit sa race ;
dans son égoïsme brutal, dans son avarice sordide il

s'est dépouillé volontairement de ses auxiliaires les plus précieux, de ses aides naturels, de ses enfants et seul, vieux, cassé avant l'âge il meurt sur son or, rongé par la vermine.

C'est contre ces deux états de choses alarmantes qu'il faut réagir; c'est contre cette mortalité effrayante de l'enfance qu'il faut lutter, c'est contre cette dépopulation toujours croissante au village qu'il faut résister. A la mortalité infantile il faut opposer l'Hygiène physique, à la dépopulation des campagnes il faut opposer l'Hygiène morale.

Pour l'une comme pour l'autre, c'est dans l'instruction de l'adulte qu'il faut chercher un remède véritable; c'est dès le berceau que l'on fait l'adolescent, c'est dès l'école que l'on fait l'homme. Le jour où, *instruit*, le paysan comprendra le rôle considérable qu'il doit jouer dans la société moderne, il ne se dérobera plus au devoir sacré de la paternité ; il abandonnera ses routines et ses idées préconçues pour élever ses enfants sainement, et, alors, on n'aura plus à déplorer dans nos villages ni ce fléau de mortalité infantile ni cette plaie de la dépopulation rurale.

JEUGNY (Aube), janvier 1902.

Collection des COMMENT ON DÉFEND

BIBLIOTHÈQUE ILLUSTRÉE à 1 fr. le volume.

La plus pratique et la mieux faite des encyclopédies actuelles

Nous avons déjà dit le bien que nous pensions de ces monographies ; chaque chef de famille devrait les posséder toutes, car avec les indications nettes et précises qu'elles donnent. on peut *parer à tout*. Ce qu'il faut faire, ce qu'il ne faut pas faire, est bien indiqué par les auteurs, tous savants et écrivains connus (1). Voici la liste des **60** numéros parus ; chacun sera envoyé contre un mandat de **1** franc, et si on les demande tous, on, aura droit à une réduction de **25 0/0**, soit donc **60** volumes expédiés *franco*. contre un mandat de **45** francs, adressé à **M.** le Directeur de *l'Edition mutuelle*, **29**, rue de Seine, **29**, Paris.

Le Journal « LE TEMPS ».

1. G. Fabius de CHAMPVILLE. — Comment on défend son bétail. Moyens de prévenir et de combattre la fièvre aphteuse (Cocotte).
2. Dʳ Henry LABONNE. — Comment on défend ses poumons.
3. Dʳ H. LABONNE. — Comment on se défend du rhumatisme. La lutte contre les douleurs et l'arthritisme.
4. Dʳ H. LABONNE. — Comment on se défend des maladies nerveuses. La lutte contre la neurasthénie et les névroses.
5. Dʳ H. LABONNE. — Comment on défend sa bouche. La lutte pour la conservation des dents.
6. Dʳ H. LABONNE. — Comment on se défend de l'influenza. La lutte contre la grippe et le rhume de cerveau.
7. Dʳ H. LABONNE. — Comment on se défend contre les maladies du cœur. La lutte pour la vie.
10. Dʳ DHEUR. — Comment on se défend de la migraine et du mal de tête.
11. Dʳ DHEUR. — Comment on se défend contre l'insomnie.
12. Dʳ H. LABONNE. — Comment on se défend contre les maladies du sang. La lutte contre l'anémie et les pâles couleurs.
13. Georges PETIT. Comment on défend ses enfants, la lutte contre leurs maladies.
14 et 15. Paul d'ENJOY. — Comment on défend ses droits à la chasse, 2 vol. Législature et jurisprudence du chasseur.
16. Dʳ H. LABONNE. — Comment on se défend des maladies du rein. La lutte contre le sucre et contre l'albumine.
17. Dʳ DHEUR. — Comment on se défend contre la constipation.
18. Dʳ H. LABONNE. — Comment on défend ses cheveux. La lutte contre la calvitie et contre la canitie.
19. Dʳ H. LABONNE — Comment on se défend contre les maladies du foie. La lutte contre l'ictère, la colique hépatique et les cirrhoses.
20. Dʳ BAUDOIN. Comment on défend la vie humaine. La lutte contre les accidents
21. Dʳ MENDEL. — Comment on défend ses oreilles.
22. Dʳ DHEUR. — Comment on se défend contre l'obésité.
23. Dʳ GIROD. — Comment on se défend contre les vers intestinaux.
24. Dʳ AUD'HOUI. — Comment on se défend contre les maladies d'estomac.
25. Dʳ PETIT. — Comment on défend les mères. La lutte contre les accidents de la maternité.
26. Dʳ PÉCHIN. — Comment on défend ses yeux.

(1) Si l'on prend douze volumes, on aura droit à un treizième à titre gracieux.